U0364174

Healing Diet, Healing Fast:

疗愈的饮食与断食

新时代的个人营养学

Foundations for a New Personalized
Nutritional Science and Well-Being

［美］杨定一 / 著

马奕安（Jan Martel） 陈梦怡 / 编

华龄出版社
HUALING PRESS

图书在版编目（CIP）数据

疗愈的饮食与断食：新时代的个人营养学 /（美）

杨定一著 . — 北京：华龄出版社，2022.8

    ISBN 978-7-5169-2319-1

    Ⅰ . ①疗… Ⅱ . ①杨… Ⅲ . ①饮食营养学 Ⅳ .

① R155.1

中国版本图书馆 CIP 数据核字 (2022) 第 129783 号

北京市版权局著作权合同登记号　图字：01-2022-3953 号

策划编辑　颉腾文化

责任编辑　貌晓星　董　巍　　　　　　　　　**责任印制**　李末圻

书　名	疗愈的饮食与断食：新时代的个人营养学				
作　者	[美] 杨定一				
出　版 发　行	华龄出版社 HUALING PRESS				
社　址	北京市东城区安定门外大街甲 57 号		邮　编	100011	
发　行	（010）58122255		传　真	（010）84049572	
承　印	文畅阁印刷有限公司				
版　次	2022 年 8 月第 1 版		印　次	2022 年 10 月第 2 次印刷	
规　格	640mm×910mm		开　本	1/16	
印　张	18.5		字　数	206 千字	
书　号	978-7-5169-2319-1				
定　价	89.00 元				

　　"全部生命系列"从《真原医》的预防医学开始，经过 26 本书、11 个音声作品进入哲学和生命的领域，让我感觉终于尽了自己的一份责任，身边的同事和熟悉全部生命系列的朋友也听我说过接下来不会再写书。既然如此，为什么现在又回到预防医学的范畴来写这本《疗愈的饮食与断食》？

　　首先，《真原医》虽然带动了后来的一系列作品，但从写作的角度来说，它其实不算是书，而是我二三十年经验的笔记。当时自己时间不够，只能将主要的观念分别写成小册，遇到有慢性病的朋友和亲人，就依照具体需要抽出其中几本送给他们。

　　后来出书是各式各样的缘分来促成的，像是刚好有机会认识《天下杂志》群创办人殷允芃女士，才第一次见面，谈着谈着我就答应写书，而且自己提出要写 23 或者 27 本。现在回头想，真不知道哪里来的傻劲，在一位初次见到的专家面前设定这样的目标。但尽管答应了，还是又过了好几年才勉强把之前的小册集中起来，整理成《真原医》。

我在《真原医》谈到的"肠漏症"（leaky gut syndrome）和代谢症候群（metabolic syndrome）是当时连专家都陌生的观念，而现在可以说已经是常识。至于我在书里提出新的饮食金字塔，并特别强调要摄取好的脂肪、微量元素与膳食纤维。坦白说，到现在可能还有许多人意识不到这些建议的重要性。

许多专家谈到饱和脂肪，反应都会很激烈。他们认定饱和脂肪是心血管疾病的主要来源，最好完全避开，也就这样掀起了几十年的低脂饮食风潮。然而现在大家已经开始发现过去关于糖类、蛋白质、脂肪三大营养成分的主流说法，不光需要修正，而且原先的观念根本是错到底。

回头看这10年，就像发生了一场饮食和健康的革命。我认识成千上百名医师，他们不管心脏学会或其他医师怎么看，凭着良心大胆出来修正过去错误的营养观念。就像我直接面对大众来推广真原医和全部生命的理念，这些医师也透过社群媒体和大众直接对话，修正当初的错误——受到错误的灌输、导致大众几十年都在采用会造出肥胖和代谢异常的"健康饮食"。

确实，肥胖是一个很大的问题，甚至可以说是整个世代的流行病。光是在北美大概2/3以上人口有过重、BMI过高、产生胰岛素阻抗的情形；欧洲大概一半。全世界1/3、差不多25亿到30亿人口已经进入这种糖尿病前期的体质。这不光升高糖尿病的风险，也提高了罹患心血管疾病、自体免疫疾病、癌症的概率。

会演变到这个地步，也只是从一个错误的医学观念开始。连我过去在美国国家卫生研究院的同侪都坦白说，肥胖和代谢相关的健康问题远比COVID-19疫情严重得多，但是医疗主管机构还没能认清这一点。

然而这一年来，开始有专家注意到：COVID-19 感染患者的死亡率，其实也受到个人身体状况，包括所谓的"共病"（co-morbidity，也就是同时患有的疾病）的影响。其中影响最大的就是过重与肥胖问题，其次则是心理的状态，例如忧郁与焦虑。归纳起来都是同样的人群——因为代谢异常，身心也跟着不健康。

疫苗、药物的发展虽然比以往都快，但效果还是需要时间来验证。对我们每一位，最靠得住的还是自己改变生活习惯。生活习惯改了，体质健康了，我们不只是更能够面对疾病和病毒，更重要的是，整个生活品质都会得到改善。

多年来，我同时从饮食调整和运动着手，希望帮助大家移动身体代谢的平衡：一方面，从营养学切入，矫正美国农业部（USDA）专家制定的饮食指南过度偏重碳水化合物、排斥脂肪的偏差，并且用"真原医饮食金字塔"提醒大家微量元素、脂肪和膳食纤维的重要；另一方面，我也把握机会推广最轻松而又高效率的运动，降低一般人接触运动的门槛。这么做，是希望透过营养和运动来修正一个人的代谢和生理生化反应，也就是从根上改变体质。

《真原医》除了谈当时最先进的营养、运动、呼吸、压力管理的科学观念，原本也把断食当作一个主要的主题。回台湾前，我就断食的主题已经写了至少十几章，后来把重心集中在身体的净化，略过各宗教对断食的描述、古今中外谈断食的主要文献、断食的疗效，在台湾浓缩成 3 章送给生病的朋友。到出版《真原医》时更略过了许多执行断食的细节，包括我个人所采用以及各种文献登载的配方。

尽管做了这么多调整，在编辑成书的阶段，出版的伙伴和身边的医师朋友还是劝我不要谈。他们担心这个主题会造出争议，甚至惹来不必要的麻烦。虽然我始终不太知道他们所说的争议或麻烦究竟是什么，但从另一个角度，我明白他们都是好意，也就放过了。最后我只保留了1章，等于是浅浅带过而已。

当然，就算有这样的经过，也不见得需要重新拾起断食这个主题。为什么我会这么看重，而需要在10年后再写一本书？

这一点，我必须从健康和医学的角度再做一次说明。

我发现许多朋友一遇到身体有状况，会因为害怕手术或用药，加上误以为自然疗法比西医温和，什么都不用改变就能让人从疾病走出来，反而绕了许多不必要的冤枉路。但这种认知其实是颠倒的。从我的角度，我还是有责任帮助大家修正观念，才不会因为错误的理解而浪费宝贵的时间。

我受的是西医的训练，非常清楚许多紧急的情况需要借助西医的手术和药物才可能救人一命。毕竟手术和药物所针对的组织和生化反应是非常具体，可以锁定受损或异常加以修正。这样才能为身体争取时间，走上痊愈的道路。西医在这方面的贡献已经有数不清的事实摆在眼前。如果有机会，我希望能进一步将古人的疗愈智慧、自然疗法和现代的西方医学整合起来。毕竟古人所谈到的疗愈方法其实样样都可以由现代医学来验证，而同时可以打开医疗的视野。

如果一个人想要透过自然疗法真正康复，他的身体一定会经过激烈的整顿，可以说是去大力摇动他代谢的平衡点，让整个平衡往健康的方向移动。移动到足以压过病因，或者说把导致生病的生化反应做一个彻底的修正，才有机会用自然疗法真正把病治好。

要达到这种彻底的修正，倒不是一个人被动等待甚至回避治疗，疗愈就会自动到来，最重要的还是个人主动而全身心的投入。一个人主动而全面改变饮食、运动、情绪种种生活习惯，接下来要做的也只是把自己交给身体的疗愈力——给身心一个空当，让生命恢复它本来不费力的正常。

至于自然疗法怎样能达成这个效果？除了前面提到的同时从饮食和运动着手，另一个直接切入的方式就是断食。断食等于是彻底从身体运用能量的源头做一个全面的变更，这一来，身体其他的生化反应怎么可能不跟着转变？

我认为最不可思议的是，《真原医》出版后短短不过四五年，整个医学好像产生了一种革命般的变化。断食这个主题也一样。日本分子细胞生物学家大隅良典更因为研究断食所引发的细胞"自噬作用"（autophagy）而得到 2016 年的诺贝尔生理医学奖。

是这样的经过和重要性，让我在 10 年后觉得有必要将饮食和断食的疗愈作用再一次带出来给大家。这本书会从理论的基础着手，补充一些事实和观点，接下来是实做；然后再从另一个层面切入理论，更深入地去实做。这样安排是希望每位朋友都能先建立正确的观念，再拿自己的生活习惯来做实验，看看这些理论和操作是不是真的有道理。

你可能会发现这本书的步调相当快。因为时代和环境的改变，这方面已经有一套现成的科学，任何人只要去查都可以找到足够的信息。我写这本书除了对《真原医》做一些补充的说明之外，其实也是陪伴熟悉《真原医》的朋友用一个整合的角度去看现在流行的观点。

毕竟你只要去看，也会发现包括该不该摄取脂肪、怎样算是好的脂肪、而碳水化合物和蛋白质又应该怎么采用、怎样的断食最有效……每个主题都有不同的说法。采用不同主张的专家各说各的，一般人愈接触只会愈困惑。是这样，我有必要从个人的亲身体验和观察出发，对这些主题做一个汇总。

最后也要记得，没有哪一个饮食和健康的建议能够适用所有的人，我们有责任为自己找出最适合的方式。举例来说，亚洲人体质和西方人很不一样，在欧美通过审核的药物即使有完整的临床实验数据，不见得适用亚洲的患者。同样的道理，就算断食可以是一个适用所有人的方式，但每个人体质不同、不同时期对饮食和断食的反应都不一样，我建议还是敞开心胸，亲自来验证、来进行。

目 录

01 哪里吃错了？ 001

02 错用精制糖与油取代饱和脂肪 011

03 过度加工食品改造人的行为、脑与身体 015

04 我们有机会从饮食的瘾脱身 020

05 胰岛素阻抗：影响代谢和体质的关键 024

06 胰岛素阻抗：从保护机制变成疾病 028

07 透过饮食和生活调整，改变体质、共病与健康 033

08 从代谢和营养，回顾常见饮食法 037

09 新时代的饮食调整，更着重于修正和修复 044

10 计算饮食的热量 050

11 饮食调整，是为了恢复代谢灵活性 058

12　分享：一个月的断糖实验　　　　　　　　　062

13　饮食调整也要减轻代谢负担　　　　　　　067

14　少吃一餐，深化饮食调整的效果　　　　072

15　搭配断糖的健康饮食原则　　　　　　　076

16　不吃精制糖　　　　　　　　　　　　　080

17　不吃精制淀粉　　　　　　　　　　　　083

18　低糖饮食　　　　　　　　　　　　　　086

19　脂肪与胆固醇：长期受到误解的必需营养素　091

20　Not All Fats Are Created Equal.
　　不是每一种脂肪都是平等的　　　　　　098

21　脂肪的保护力　　　　　　　　　　　　106

22　蛋白质很重要，但不是每天都需要　　　109

23　高营养密度的食物，带来活力　　　　　114

24　找到你的菜　　　　　　　　　　　　　121

25　让肠道成为健康的朋友　　　　　　　　125

26　建立肠道的内环境　　　　　　　　　　132

27　修复肠道的方法　　　　　　　　　　　138

疗愈的饮食与断食：新时代的个人营养学

28 每个人可能都有过敏   145

29 到处都是过敏原   151

30 有机纯净的饮食，不代表没有过敏原   154

31 透过简化，调整饮食来减轻过敏   158

32 减糖、减敏：现代饮食调整的共同工具   162

33 饮食的疗愈，离不开放松与正向的心情   165

34 饮食调整，配合运动
    ——抗老化、重新启动身体   170

35 你个人的 30 天健身挑战   175

36 善用压力，保留适当弹性   181

37 以适合的运动强度，带来健康   184

38 彻底的拉伸运动，让身心合一   189

39 跟着太阳走，迎接活的生命能量、得到休息   193

40 顺着生理时钟来调整身心   198

41 澄清观念，随时可以重新开始   201

42 断食：让身体进入修复模式   210

43 断食是古人传统的疗愈智慧   217

44 不吃东西，身体从哪里取得能量？ 221

45 清理和生长需要平衡 227

46 轻轻松松从间歇性断食开始 232

47 不同的间歇性断食法 236

48 间歇性断食的注意事项 239

49 断食期间可以补充什么？ 243

50 断食与减重 247

51 断食愈久愈好吗？ 252

52 医疗目的断食，需要专业人士协助 260

53 怎么结束断食？ 265

54 从身心最基本的组成，转化习气与制约 270

55 悦性饮食，反映和谐与真实 275

结语

从最重的层面进行转化，跟上整体的转变 280

01

哪里吃错了？

疗愈的饮食，离不开健康的生活习惯、平衡的能量代谢、和谐运作的内分泌系统，当然也离不开压力的管理以及充足的休息。

我从饮食的疗愈开始谈，**希望帮助更多朋友从现代饮食的瘾和代偿脱身，重新进入一个放松而健康的内分泌与神经回路，离开中年发胖、代谢症候群、慢性病的恶性循环。**

同时，我也希望每一位想透过饮食调整得到疗愈的朋友，首先从个人的现况开始，亲自去尝试饮食的调整、观察结果、再做进一步的调整而得到健康。这种自我的疗愈，是我们每一位都可以做到的。

至于为什么时代进步到这个地步、每个领域都有各式各样训练有素的专家，还会需要让我在进入全部生命系列的哲学领域后，再回头来谈饮食？现代社会的饮食哪里出了状况？怎么会错到这个地步？——这些问题和答案都让我感慨再三，就让我一一分享吧。

低脂饮食的诞生

那是20世纪50年代，美国社会开始忧虑心脏病的问题。

名人如艾森豪威尔总统心脏病突发的新闻，以及大众逐渐上升的心脏病发作案例，让心血管疾病的治疗与预防，得到很大的关注。

对美国人而言，心血管疾病的阴影始终挥之不去。差不多每4个美国人就有1个会死于心脏病发作。对韩战和越战阵亡美军的病理解剖，发现相当高的比例有动脉粥状硬化。长期追踪研究也发现，不少美国人幼年起就可以从冠状动脉观察到脂肪沉积，成年后更是普遍。其他心血管损伤也有类似的趋势。心血管疾病的死亡率比癌症、呼吸道疾病、意外死亡都来得高。

既然如此，大家都想知道怎样可以不被这种可怕的疾病找上门，不要突然失去性命。医学专家自然会建立一些假设，希望改善一般人的健康，并进一步在科学界得到名声和影响力。

一开始猜想的范围很大，各领域的专家怀疑过林林总总的因素，

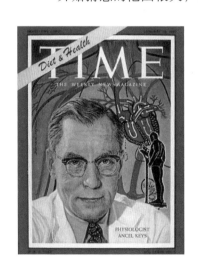

包括缺乏某些维生素、肥胖、缺乏运动、高血压、神经紧绷……都被认为可能是导致心脏病发生率提高的原因。最后，一位生理学专家安塞·基斯（Ancel Keys）从7个国家的饮食和心血管疾病数据指出，脂肪的嫌疑特别高，后来也透过更大规模的调查，将范围缩减到饮食里的饱和脂肪。他积极地说服政府、

媒体和美国心脏病学会，让他主张的"饮食脂肪→心脏病"理论进入主流，而他本人也上了 1961 年 1 月的《时代》杂志封面，得到大众的注意。

"饮食脂肪→心脏病"理论主张：随着美国社会日渐富裕，饮食含有过多的肉和乳制品。进食后，饮食所含的饱和脂肪沉积在血管壁而造出各种血管硬化、堵塞和心血管疾病。减少饱和脂肪的摄取，应该就能降低心脏病的发生率。

饮食脂肪会沉积在血管的说法其实是错的，但它很贴近一般人日常生活观察到厨房水管被油脂堵塞的现象，自然让人印象深刻。有了媒体的认同和企业赞助，再透过美国心脏学会以专业姿态来推广，这个理论得到相当大的传播。连美国卫生研究院也跟进支持，这个理论也就进入了主流的医学教育。

20 世纪 70 年代，参议院的营养与人类需求特别委员会也被"饮食脂肪→心脏病"理论打动，而认定政府有责任为全民提供饮食指南、推动营养学研究、规范食品配方，以促进大众的健康、提高生产力、降低社会医疗成本。这次的倡议影响力特别大，美国政府在 1977 年公布"饮食目标"，并在 1980 年公布第一版《美国人饮食指南》（以下简称《USDA 饮食指南》）建议所有美国人采用符合以下原则的低脂饮食。对我来说，这里头所含的错误，正是好几个世代愈想健康反而愈不健康的起点。

错误的低脂健康原则：

1. 避免过重；吃多少就该消耗多少，过重的人应该少吃多动。

2. 多吃碳水化合物、吃饮食里本来就有的糖，建议将摄取量从 28%增加到48%。

3. 少吃额外添加的糖，建议将精制糖和加工糖消耗量减少45%，约占总热量的10%。

4. 少吃脂肪，建议将总脂肪量从摄取热量的40%减少到30%。

5. 少吃饱和脂肪，建议饱和脂肪的摄取量应该只占总热量的 10%，其余则用多元不饱和脂肪和单元不饱和脂肪来补足，各占总热量的10%。

6. 少吃胆固醇，建议每天摄取量少于300 毫克。

7. 少吃盐，建议每天摄取量少于5 克。

如果你希望了解哪些饮食富含碳水化合物而又有哪些富含饱和脂肪与不饱和脂肪，我相信这张图片可以很快让你得到一些印象。

富含饱和脂肪、不饱和脂肪和碳水化合物（淀粉）的食物示例

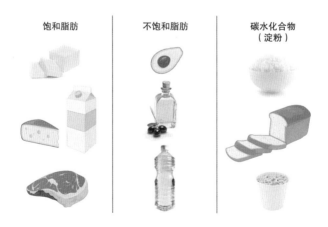

《USDA 饮食指南》可以说是全世界第一个以政府立场建议大家怎么饮食的规范，因此对学校和食品业者有进一步的强制力。《USDA 饮食指南》建议将碳水化合物的食用量增加到占饮食热量的 50%、将脂肪热量比例从 40% 降到 30%，而且要少吃饱和脂肪、多用不饱和的植物油来取代动物性的饱和脂肪，此外也包括了饮酒、运动和减重的建议。

这些标准可以说是现代人饮食健康教育的基础，很多人也会这么彼此提醒。但很少人会去问这么具体的标准是怎么来的？动用政府的影响力来发布一份供大众、科学研究、食品业者遵循的饮食指南，有没有足够的根据来支持？

尽管如此，1980 年起，《USDA 饮食指南》每 5 年更新一次，至今已经进入第 9 版（2020 ~ 2025）。《USDA 饮食指南》由美国农业部（USDA）和卫生与公众服务部（HHS）的专家背书，也邀请外部科学家参与制定过程。所引用的科学报告从第一版的 0 页到后来的十几页，再到现在的 835 页、共 2147 项科学文献，就好像非要为这份指南建立一套科学不可。

我们去翻阅这 9 个版本，会发现内容离不开前面列举的 7 个原则，最多是配合社会的转变，将口吻从限制转向鼓励；从所有人适用的单一版本改成了考虑发育阶段和特殊疾病族群的多元版本；从只有文字解说到饮食金字塔，然后再改为图像更直接的"我的餐盘"。经过 40 年演进，《USDA 饮食指南》内容愈来愈丰富，表面看来很有说服力，也是许多营养专家对大众进行教育所依据的基础。

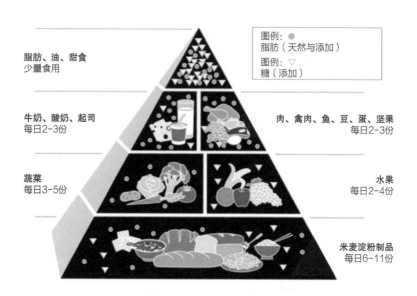

饮食金字塔
（1995 与 2000 年版饮食指南）

脂肪、油、甜食
少量食用

图例： ●
脂肪（天然与添加）

图例： ▽
糖（添加）

牛奶、酸奶、起司
每日2-3份

肉、禽肉、鱼、豆、蛋、坚果
每日2-3份

蔬菜
每日3-5份

水果
每日2-4份

米麦淀粉制品
每日6-11份

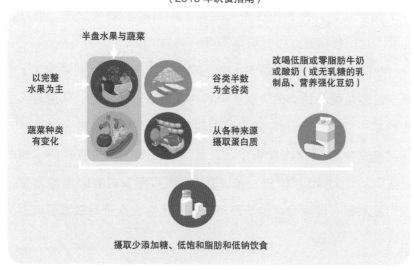

我的餐盘
（2015 年饮食指南）

半盘水果与蔬菜

改喝低脂或零脂肪牛奶
或酸奶（或无乳糖的乳
制品、营养强化豆奶）

以完整
水果为主

谷类半数
为全谷类

蔬菜种类
有变化

从各种来源
摄取蛋白质

摄取少添加糖、低饱和脂肪和低钠饮食

疗愈的饮食与断食：新时代的个人营养学

当然，这只是给美国人的饮食指南。世界各国有自己的饮食文化，不会立即接受美国的想法。比如法国人讲究饮食，吃大量起司与肉类，却没有那么多心血管疾病案例，不见得需要依照美国专家的建议来减少饱和脂肪。

然而随着现代化成为主流，世界愈来愈习惯追随西方文化，包括接受美国的饮食建议。大多数人都看过饱和脂肪导致心脏病的新闻报导、影片和讲座，也会彼此劝告不要吃太油，对脂肪的回避已经成为我们的日常。

现在到处都是低脂或零脂肪的标签，人们真的吃得更健康、活得更好了吗？

推动低脂饮食多年后，2010 年的《USDA 饮食指南》列出美国人饮食最主要的热量来源。没错，一般人饱和脂肪是少吃了，就连蛋和肉都吃得少，而精制糖、面包、面条却愈吃愈多。

前 10 项饮食除了被认为是低脂的鸡肉之外，几乎都是甜食和淀粉为主的饮食，牛肉排在第 9，培根等肉制品已经排到了第 16，蛋排到第 20。孩子和成人的饮食都差不多，要说有什么差别，大概是孩子喝低脂牛奶、大人喝酒，名义上还是低脂饮食。

2010年美国人最常用的饮食，依热量排名

排名	所有人（2岁以上，平均每日摄取2157大卡）	2-18岁的儿童与青少年（平均每日摄取2027大卡）	19岁以上成年人（平均每日摄取2199大卡）
1	谷制品甜食（138大卡）	谷制品甜食（138大卡）	谷制品甜食（138大卡）
2	面包（129大卡）	披萨（136大卡）	面包（134大卡）
3	鸡肉（121大卡）	汽水、能量饮料、运动饮料（118大卡）	鸡肉（123大卡）

排名	所有人 （2岁以上，平均每日摄取2157大卡）	2-18岁的儿童与青少年 （平均每日摄取2027大卡）	19岁以上成年人 （平均每日摄取2199大卡）
4	汽水、能量饮料、运动饮料（114大卡）	面包（114大卡）	汽水、能量饮料、运动饮料（112大卡）
5	披萨（98大卡）	鸡肉（113大卡）	含酒精饮料（106大卡）
6	含酒精饮料（82大卡）	意大利面（91大卡）	披萨（86大卡）
7	意大利面（81大卡）	低脂牛奶（86大卡）	墨西哥饼（85大卡）
8	墨西哥饼（80大卡）	乳制品甜食（76大卡）	意大利面（78大卡）
9	牛肉（64大卡）	薯片、玉米片等脆片（70大卡）	牛肉（71大卡）
10	乳制品甜食（62大卡）	即食谷类（65大卡）	乳制品甜食（58大卡）
11	薯片、玉米片等脆片（56大卡）	墨西哥饼（63大卡）	汉堡（53大卡）
12	汉堡（53大卡）	全脂牛奶（60大卡）	一般起司（51大卡）
13	低脂牛奶（51大卡）	糖果（56大卡）	薯片、玉米片等脆片（51大卡）
14	一般起司（49大卡）	水果口味饮品（55大卡）	香肠、热狗、培根、肋排（49大卡）
15	即食谷类（49大卡）	汉堡（55大卡）	坚果、种籽和酱（47大卡）
16	香肠、热狗、培根、肋排（49大卡）	炸薯条（52大卡）	炸薯条（46大卡）
17	炸薯条（48大卡）	香肠、热狗、培根、肋排（47大卡）	即食谷类（44大卡）
18	糖果（47大卡）	一般起司（43大卡）	糖果（44大卡）
19	坚果、种籽和酱（42大卡）	牛肉（43大卡）	蛋（42大卡）
20	蛋（39大卡）	非柳橙汁、非葡萄柚汁的100%纯天然果汁（35大卡）	米饭（41大卡）

排名	所有人（2岁以上，平均每日摄取2157大卡）	2-18岁的儿童与青少年（平均每日摄取2027大卡）	19岁以上成年人（平均每日摄取2199大卡）
21	米饭（36大卡）	蛋（30大卡）	低脂牛奶（39大卡）
22	水果口味饮品（36大卡）	松饼、法式吐司（29大卡）	速发面食（36大卡）
23	全脂牛奶（33大卡）	饼干（28大卡）	鲔鱼与虾以外的鱼（30大卡）
24	速发面食（32大卡）	坚果、种籽和酱（27大卡）	水果口味饮品（29大卡）
25	冷肉、午餐肉（27大卡）	冷肉、午餐肉（24大卡）	色拉酱汁（29大卡）

这就是推广低脂饮食的成效，从观念到饮食内容已经将饱和脂肪排除在外。但临床医师所看到的，和《USDA饮食指南》承诺没有心脏病的健康新世界却是完全相反。

美国政府提出饮食指南后，人口过度肥胖和极端肥胖的比例不断增加。几个世代回避脂肪下来，糖尿病、肥胖比例愈来愈高，心脏病发生率不光没有下降，甚至比过去更高。

20-74岁成年人的肥胖病率

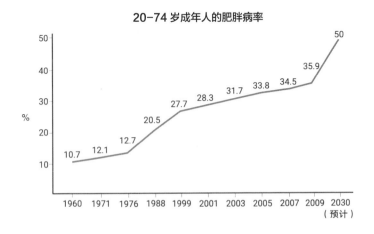

我个人接触过无数探讨肥胖和减重的营养学家和专科医师，从我的角度来看，全世界最没有资格教人如何饮食、如何对抗肥胖的就是美国。尽管已造出这么多问题，但现在全球都采用美国的饮食建议。这一点是我觉得最不可思议的。

经过了几十年，科学家重新检查安塞·基斯的"饮食脂肪→心脏病"理论，发现它背后的证据并不那么完整——许多反面证据被略过，有些该做的分析没有完成。也有愈来愈多专家注意到，为了支持安塞·基斯的假设，许多探讨其他因素的研究受到打压，更别说被忽视、被冷冻起来。这个经过已经有很多营养和医学专家在谈，我在此也不再重复。

总之，经过了几个世代的折腾，被认为可以减轻疾病风险的低脂饮食看来并不等于低体脂饮食。相反地，因为饮食所含的精制糖和精制淀粉比例过高，反而创出了一个前所未有的高肥胖，包括心脏病在内的慢性病高风险世代。

这是怎么造成的？我在第 2 章会继续说明。

| 疗愈的饮食与断食：新时代的个人营养学

02
错用精制糖与油取代饱和脂肪

回头看这几十年的文献，已经有可靠的研究指出：被认定最糟的天然饱和脂肪，其实对健康是有保护力的。摄取足够的饱和脂肪，心血管疾病发生率、致死率以及一般的死亡率反而会下降。

开始有专家重新面对这个事实：也许脂肪并不像当初大家所想的那么糟。

2001 年，在美国推动《USDA 饮食指南》20 年后，哈佛公共卫生学院营养学系主任沃特・威利（Walter C. Willett）开始对大众澄清各种常见的错误饮食观念，包括指出《USDA 饮食指南》的偏差，并在《美国营养学院期刊》探讨不同饮食脂肪与冠状动脉心脏病风险的总论提及：**"愈来愈多人体认到，推广低脂饮食的科学根据其实相当薄弱，而可能对我们的健康造成意料之外的后果。"**

饮食少了饱和脂肪的保护固然可惜，但也许还不是最糟糕的部分。更严重的是——我们遵照专家建议，拿掉饮食的饱和脂肪后，用什么来取代？这个营养的代偿，对我而言，可解释绝大多数的文明病，就是前面提到的代谢症候群。

如果是自己准备饮食，在减少饱和脂肪与油的前提下，我们自然会提高淀粉类的比例，特别是用更多的面、饭、面包等精制淀粉主食来满足每天的热量需求。这也符合经济考量，毕竟精制淀粉通常比蛋白质便宜、容易储存。

对食品业这更是一个大问题。食品少了奶和肉的饱和脂肪会变得乏味，不可能刺激销售。然而食品业者还有一个改善口感的方法，也就是用大量的糖。

糖在 150 年前因为种植和产业的进展，开始进入美国人的饮食。在政府部门建议大家采用低脂饮食后，糖的使用量更是不断增加。

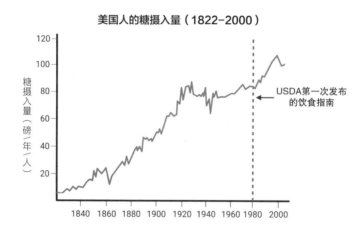

美国人的糖摄入量（1822-2000）

往低脂酸奶多倒一些糖，消费者就不会那么在意少了饱和脂肪的滋润，甚至还感觉更爽口，不知不觉吃更多。然而天然的蔗糖相对昂贵，供应也不稳定，随战争和气候有很大的起伏，这对食品业者相当不利。他们需要找到糖的便宜替代品，而且最好容易加工、供应稳定。

疗愈的饮食与断食：新时代的个人营养学

1966 年有人将玉米转化成糖浆，甜度比蔗糖高得多，而且不易结晶、不影响食品的口感。玉米在美国是主要经济作物，业者得到政府的补贴而可以低价提供。容易加工且便宜的高果糖玉米糖浆，在20 世纪 70 年代成为食品业的口感改造武器，来应对低脂饮食的风潮。

采用这种糖浆对食品业者还有一个额外的好处：果糖不太刺激"胰岛素"（insulin）和"肠泌素"（incretins），也不会弱化"饥饿素"（ghrelin）的作用。这些都是调控能量代谢和食欲的内分泌，我会在接下来的章节做进一步的说明。重点在于：果糖绕过了人体透过这些内分泌调控饥饿感的机制，自然让人觉得还能继续吃，于是吃得更多。

不只食品，许多酱料也采用高果糖玉米糖浆。除了甜味，糖经过梅纳反应带来的焦味和香气，更有利于强化口感。许多人爱吃的番茄酱、烤肉酱，都少不了这个味道。你大概想不到，就连给小婴儿喝的配方奶粉，都含有这种高果糖玉米糖浆。

除了用糖来克服口感的障碍，食品工业还有另一个法宝：植物油。毕竟专家也建议用植物不饱和油来取代动物性脂肪，一方面能保持油脂的口感，又避开大众对动物性饱和脂肪的嫌恶。更后来最重要的是：符合成分标识的规范。

一般人可能以为棉籽油、大豆油、芥花油、葵花油、玉米油这类植物油很健康，但其实从这类种籽提炼油的过程，和重工业从原油提炼各种油品的程序可说是没两样。想想，如果你拿一粒黄豆或玉米往石头上摩擦，是擦不出什么油的痕迹的。这类谷物种籽的油量本来就不高，得透过高温高压合并有机溶剂萃取的提炼程序，才能把里头的油给浓缩出来。这种提炼过程很容易产生意外的化学物质，吃下去会造出代谢的负担。

20 世纪 70 年代，这种工业提炼的植物油大量进入饮食，就如下图所示，添加量甚至比原本动物性饱和脂肪的用量还多。在这之前，这类植物油只用来点油灯或制作肥皂、蜡烛，并不是饮食的一环。但现代人不但吃，而且还会以为这种植物油更健康。

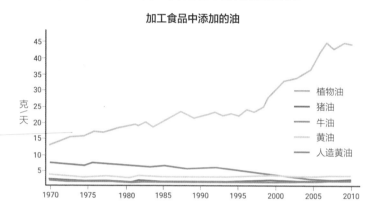

加工食品中添加的油

从种籽提炼的植物油相当便宜，但因为含多元不饱和脂肪酸，容易氧化而产生油耗味，需要经过改造才能作为稳定的食品成分。食品工业经过氢化程序将不饱和植物油改造成饱和植物油，虽然改善了容易氧化的缺点，但过程所产生的反式脂肪，现在大家都知道是更大的问题。

当然，食品业者只是试着降低成本，希望在市场得到生存。我们大多数人也一样追求最低的成本，希望用便宜的方式得到生存。举例来说，现代人的生活强调各种方便，包括饮食也要随手可得、容易保存、价格低廉，这种便利是现做饮食达不到的，也自然让我们依赖加工食品，而不知不觉得到了过量的糖和次等的脂肪。

这对现代人健康的影响，是想不到的大。

疗愈的饮食与断食：新时代的个人营养学

03

过度加工食品改造人的行为、脑与身体

　　一般人若想改成以天然食物为主的健康饮食，马上就能体会方便带来的阻力。吃一顿加工食品要比采用健康的原型食物（也就是食物本来的样貌）便宜多了。要吃加工食品，走到巷口的便利商店就有，也容易大量采购和储存。微波一份冷冻食品、泡一碗速发面食只要一两分钟，省下了采买和备餐的时间。更别说食品业者每年都会推出新商品，让人觉得好像可以随时变换口味。再加上无所不在的广告，我们看到名人也吃一样的东西，而自己的生活原来不孤单。

　　富含糖、盐、植物油和其他添加物的过度加工食品，像是冰激凌、巧克力、甜甜圈、饼干、蛋糕、糖果、各种甜点；白米饭、白面包、面条等淀粉类食物；洋芋片、脆饼这类咸的零嘴；汉堡、起司汉堡、披萨、薯条这种高油高淀粉的快餐；汽水、含糖茶、果汁等等含糖饮料……所改造的对象不只是食品，还包括我们的身体。

　　大量的糖、植物油、盐、人工调味料、香精、促进风味的添加物，让食品尝起来、感觉起来、看起来很美味。我相信有一定年纪的朋友只要回想，也自然会发现以前的食物做不到这种口味。我们吃下这些食物，不知不觉也被过度加工食品改造——我们愈吃愈想吃，也愈习惯吃；到最后，终于成为食品产业最喜爱的忠实消费者。

这样的情况说是"成瘾"，应该不算过分。

有一位年轻的英国医师拿自己做了一个实验，将饮食的80%转为过度加工食品，持续30天。英国BBC频道将他的个人实验纪录公开在YouTube，任何人都可以看到。在实验期间，他的三餐完全是快餐、微波食品、冷冻披萨、洋芋片。第一天，他一早就吃炸鸡，又油又香又酥脆，很令人满足；接下来只要有点饿，他就顺手给自己做一份点心，像是拿现成的面包、起司或是任何很快到手的食材，拼凑出一个可以入口的东西。

没几天他就发现，无论入口的是什么，他都会全部吃光。这很有道理，这些食物本来就是为了让人一口接一口吃不停而设计的。他原本只是三餐再加一些零食，却反而让自己随时陷入饥饿，愈来愈渴望食物，很难停下来不吃。

虽然这些加工食品的包装通常会加注健康的字眼或图样，但一星期后，他开始便秘、失眠和头痛。一个月实验结束，他的体重增加6.5公斤，其中3公斤是体脂，而BMI高出2，进入了过重的范围。

他也做了内分泌检查。结果发现，饥饿素分泌增加了30%，而通知大脑已经吃饱的"瘦素"（leptin）却下降。怪不得他总是想吃东西。

饥饿是透过脑部的下视丘来调控，就像右页这张图所表达的，是由两个主要荷尔蒙饥饿素与瘦素来调控，而两者调控的作用刚好相反。

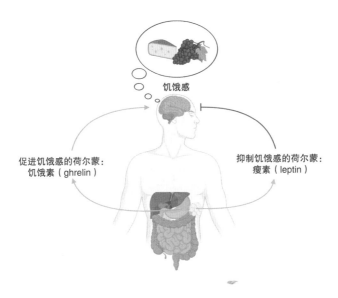

饥饿感

促进饥饿感的荷尔蒙：
饥饿素（ghrelin）

抑制饥饿感的荷尔蒙：
瘦素（leptin）

饥饿素是刺激胃口的主要荷尔蒙，在胃排空时，由胃分泌。作用在下视丘的神经元，刺激饥饿感。胃满了，就减少合成。饥饿素通常在进食后 30 ~ 60 分钟达到低点，我们可以观察自己，在餐后 1 小时左右通常最不会受到饥饿感打扰。睡眠不足则会增加饥饿素分泌，让人容易饿、吃得也比较多。

瘦素是抑制胃口的荷尔蒙，这个荷尔蒙是一个曾经引发风潮的分子。晚我一年的同学弗里德曼（Jeffrey Friedman）发现瘦素时，虽然和我不是同一个研究领域，但那段时间刚好跟我时常交流。

洛克菲勒大学是一个很特别的环境，每年只收十几位博士生，教授人数比学生还多，而学生本身也已经是各领域的专家。据我所知，至少有两位校友凭着博士论文就拿到诺贝尔奖（Gerald Edelman, 1972; David Baltimore, 1975）。这样的例子，我相信在其他机构是找不到的，而且还是在生物医学这样的领域。

弗里德曼和我一样，已经取得医学博士学位，再到洛克菲勒大学读博士班。我们常在下午实验做得差不多时，到教职员俱乐部一起喝点东西，闲聊有兴趣的主题。现在回头看，一些重大的突破，都是来自这种最放松的时候所浮现的灵感。

我的研究进展非常快，像打仗一样很集中，一连解开几个免疫细胞消灭病原的关键机制，找出"穿孔素"（perforin）、"白御素"（leukalexin）和"保护素"（protectin）①，成果也发表在《科学》（Science）、《细胞》（Cell）这些重要的期刊。穿孔素是自然杀手细胞发送的武器，锁定到病原细胞后，在对方膜上打洞而让病原解体。白御素位于自然杀手细胞膜上，和后来发现的"肿瘤坏死因子"（tumor necrosis factor）类似。它在接触到病原细胞时会引发一个特殊的机制，让病原细胞知道已经被免疫系统盯上而决定自我毁灭。保护素则与免疫细胞如何辨认自己人和敌人的机制有关，也就是在杀病原细胞时怎样不会伤到自己。

这些早期的发现集中起来，也就开创出后来称为"先天免疫"（innate immunity）的领域。先天免疫是所有生物共有的防御机制，让生物即使面对从未接触过的病原，也能有一定的抵抗力。当时我很快将这个主题告一段落，并且接受《科学人》（Scientific American）的邀请，写了一篇《杀手细胞是怎么下手的》（How Killer Cells Kill）向有兴趣的科学家和大众解释免疫细胞的防御机制。

带出一个新的免疫学领域，自然要面对各种挑战，但也都克服了。其实在许多既有的领域，我的看法时常和许多专家不同，甚至是颠倒的，在免疫学也是一样。例如面对 COVID-19 的 SARS-

---

① leukalexin 和 protectin 这两个分子，后来被归入免疫蛋白的其他命名系统而有了其他名字。我在这里只是谈当时的经过，也就依照原本命名的方式，分别译作白御素和保护素。

　　　　　　　　　疗愈的饮食与断食：新时代的个人营养学

CoV-2 病毒感染，我一向认为免疫细胞的毒杀能力才是抗病毒的关键，倒不是现在疫苗专家一再标榜的抗体高低。

不光 COVID-19 是如此，其他病毒性的疾病也是一样的。会举出这一点来谈，倒不是为了争辩谁对谁错。我想要表达的是：如果能采用正确的观点来面对疾病和健康，会在公共卫生政策造出极大的不同。我们将有机会更合理分配医疗资源，甚至可以帮助大家事先保住健康，而非事后才来补救。这其实也是我写这本书的动机之一。

当年在快速切入免疫研究的那一阵子，我常和弗里德曼聊，免不了都在谈这些分子。他刚发现一个会抑制小鼠胃口的分子，常听我讲我的 perforin、leukalexin、protectin，于是也想采用 -in 结尾的名字来给他的新发现取名。聊着聊着，leptin 这个字就浮出来了。字首的 lept- 源自希腊文的 leptos，意思是"瘦"。Leptin 就是我们现在谈的瘦素，当时给探讨肥胖治疗的专家带来很大的希望。

身体有愈多脂肪细胞，就会生成愈多瘦素。大脑收到瘦素的讯号，会让人将胃口降下来，而身体自然就想活动，将能量消耗掉。然而睡眠不足除了前面提到的会让饥饿素上升，还会使体内瘦素浓度下降、代谢变差，让人一直觉得饿而容易暴饮暴食。胰岛素过高也会阻断大脑对瘦素的接收，也就是对瘦素产生阻抗。

回到那位拿自己做实验的英国医师，除了检验内分泌，他还做了 MRI 扫描来比较脑部的变化。从扫描影像看来，过度加工食品为主的饮食，不光已经改变他的内分泌，还改造了他的大脑。脑部受多巴胺调控的奖励系统已经建立起新的神经连结。

无论从内分泌还是脑部，过度加工食品已经全面改造他的身心，让他重复同样的行为来得到满足和快感。这就是一种瘾。

04
我们有机会从饮食的瘾脱身

　　上瘾，也只是我们追求快乐的神经回路被锁定，让快乐只剩下少数的几种可能。

　　人和动物的演化过程一直保留追求满足和快感的行为，来促进生存的机会。举例来说，进食可以帮助个人存活，而性带来的生殖可以促进群体的生存。大脑有好几种带来快感的神经回路，像是多巴胺可以引发兴奋、受奖励激发的行为，在进食和性交时带来快感；内源大麻素则与一个人的胃口、痛觉、心情与记忆有关，可以造出一种放松而满足的感受；血清素则调控比较长期的心情、奖励、学习和记忆。这些带来快感的神经回路，也会将讯息送到下视丘。下视丘正是大脑调控饥饿感的所在。

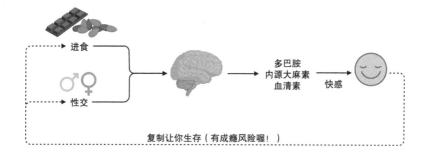

进食

性交

多巴胺
内源大麻素
血清素

快感

复制让你生存（有成瘾风险喔！）

就像第 3 章那位拿自己做实验的医师所发现的，过度加工食品已经改变他的大脑——在多巴胺奖励系统产生新连接，让"饮食→快感"的回路变得更坚固。这是很合理的，毕竟过度加工食品通常由大量简单糖类和脂肪组成，而糖与脂肪会各自透过不同路径活化多巴胺奖励系统，同时进行，强化行为的作用特别强。

为了容易储存和处理，食品在加工时会彻底破坏天然食物的结构。像小麦要将外壳麸皮、胚芽去掉，留下胚乳，再将胚乳磨出来的粉依照蛋白质含量进行分类，而得到制作不同面食的各级面粉。这种精制加工的程序等于在食物入口前就完成了大半消化工作，而让身体对这些食品的反应完全不同。食品的成分会更快被吸收、对多巴胺奖励系统造出更大的刺激，而让人很快感受到作用。

在这之中，糖的作用是特别强烈。其实天然的糖在莓果和蔬菜最多也只占了 1% ~ 2%，所以对甜味的敏感和快乐是一种帮助取得饮食与能量的生存机制，让人能从周围的环境很快辨识出能吃的植物。然而精制糖的出现，将饮食里的糖浓缩了百千万倍，这对多巴胺奖励系统造出的刺激强度，是天然饮食不可能达到的。

食品业者大量使用精制糖，带来更强烈的冲击。一个脑部已经比较固定的大人，短短一个月就足以形成新的回路；至于脑部还在发育的小孩和青少年，这个回路可能更快就会成形，让他们更是离不开这些过度加工食品。

至于对内分泌的影响，就像下图所表达的，本来摄取天然饮食会刺激瘦素、肠泌素和胰岛素，自然抑制大脑的饥饿感而让我们停止进食。但高果糖玉米糖浆会绕过这个喊停的机制，造出一个新的吃不停回路，让人过度进食。

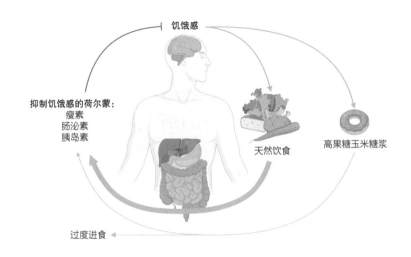

过度加工食品对神经系统和内分泌造出的双重刺激，让人吃了又吃，很难停下来。愈吃愈多、愈吃愈想吃、停不下来、不吃很难受、没吃到会想吃……面对过度加工食品，我们的行为其实和毒品成瘾差不多。

正是因为观察到全世界低脂饮食风潮和现代化的生活步调所衍生的两大错误：一、排斥天然的动物性饱和脂肪，转用工业化和氢化的植物种籽油来替代；二、过度加工食品改变天然食物成分的比例，让饮食成为一种瘾，而与健康和疗愈愈来愈远，我才会在《真原医》带出新的饮食金字塔。

《真原医》的饮食金字塔，将传统的饮食金字塔做了一些修正：

一、强调微量元素的重要性。

二、提醒大家不应排斥脂肪。

三、每餐饮食的 50% 来自高膳食纤维原型碳水化合物，希望减轻《USDA 饮食指南》将碳水化合物占热量比例提高的后遗症。

四、区分碱性和酸性饮食，也就是强调饮食进入身体后对代谢的影响。

当然，这只是一些基本的原则。一般没有营养学背景的朋友还是想知道该怎么做？如何开始？做了饮食的调整，接下来身心会有什么变化？怎么让饮食配合个人意识的转化？

是的，从执行面切入，是这一本书的重点。我会从能量代谢的层面来切入，希望能带给你一个整体的理解，而能抱持着实事求是的实验精神，将饮食调整真正落在生活中，带来全面的健康和快乐。

05

胰岛素阻抗：影响代谢和体质的关键

关于饮食和代谢，如果要说哪一个观念最重要，我会说是"胰岛素"。如果要再清楚一点，那就是"胰岛素阻抗"（insulin resistance）。

一般人只要听到胰岛素，自然会想到降血糖。但其实胰岛素最主要的功能，是在身体透过进食取得营养（例如糖分）后，将这些营养送到不同的细胞使用或进一步储存，降血糖只是一个顺带的结果。

就像下页这张图所表达的，**胰岛素其实是推动身体转换营养和能量的核心荷尔蒙**，让肝脏将多余的糖分转成肝糖和脂肪，让过多的糖进入脂肪细胞来储存为脂肪。此外还帮助细胞取得氨基酸、合成蛋白质，同时也阻断蛋白质、肝糖和脂肪的分解。

从这个角度来看，胰岛素的作用可以说是一种促进生长的荷尔蒙。它就像是一把能开启细胞大门的钥匙，让营养进入细胞，帮助**建立身体的组织，并将多余的营养转成肝糖和脂肪存起来。**

    疗愈的饮食与断食：新时代的个人营养学

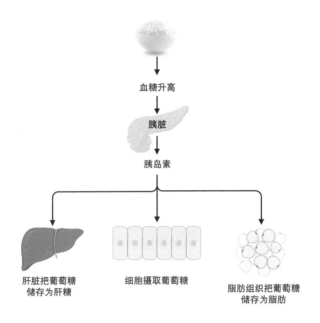

血糖升高

胰脏

胰岛素

肝脏把葡萄糖
储存为肝糖

细胞摄取葡萄糖

脂肪组织把葡萄糖
储存为脂肪

身体如果缺乏胰岛素，就像我们想回家却没有钥匙，进不了门。一型糖尿病患者就是这种情况：身体缺乏胰岛素这把钥匙，营养进不去细胞。患者会变得消瘦但血糖很高。等他们拿到钥匙，也就是注射胰岛素后，细胞的门重新为糖分而开，血糖自然会下降，人也会胖起来。

二型糖尿病患者的问题则不是缺少胰岛素这把钥匙，大多数患者的胰岛素分泌正常，甚至偏高，但身体连最需要养分的肌肉细胞，都不再对胰岛素起反应，就像细胞从里面把大门给反锁起来，拿着再多的钥匙也开不了门。进不了细胞大门的糖分愈来愈多，在血液里累积，早晚导致血糖上升。这种对胰岛素不反应的状态，也就是胰岛素阻抗；持续下去，也就让人得到糖尿病的诊断。

一般人的情况比较像二型糖尿病患者，身体并不缺乏胰岛素，但是胰岛素被过度刺激。我常看到营养专家提醒一天要用 3 餐，甚至 6 餐。《USDA 饮食指南》还教人怎么准备零食，鼓励少量多餐。**频繁用餐其实对身体造出很大的刺激，让消化道没有时间休息，更让胰岛素几乎是全天在分泌。**长期下来，身体充满糖，也充满了胰岛素，这在医学称为"高胰岛素血症"（hyperinsulinemia）。

胰岛素除了将糖分转为脂肪，还会抑制脂肪分解酵素的活性，让储存在身体里的脂肪不会被轻易释放出来作为燃料。高胰岛素血症的患者体重会上升，而**充满糖和脂肪的身体，早晚不会再对胰岛素做任何反应。这就是胰岛素阻抗，也就开始了代谢症候群和慢性病的体质。**

"胰岛素阻抗"这五个字，几乎说完了所有后天可能得到的慢性病——无论源头、病程或结果，都有胰岛素阻抗的角色。

胰岛素阻抗已经是一个全球的现象，而与癌症、心脏病、高血压、中风、糖尿病等重大疾病脱离不了关系。身体对胰岛素的敏感度和阻抗程度，可以看作一个连续谱，是从反应相当灵敏到对胰岛素完全不反应（二型糖尿病）的渐进过程。

据估计，全世界约有 4.63 亿人患有二型糖尿病，10 亿人口进入糖尿病前期，差不多 22 亿人口处在胰岛素阻抗的边缘。这样的数字，比任何大规模的传染病都更惊人。

一般人会将血糖当作是胰岛素相关疾病的指标，但胰岛素阻抗初期其实不容易从空腹血糖看出来。相对地，腹部脂肪多、高血压、血中低密度脂蛋白（LDL）过高、高密度脂蛋白（HDL）过低、三酸甘油酯偏高，更是胰岛素阻抗初期的征兆。如果不及早关注这些征兆，等到空腹血糖数值出现明显的异常，这时离二型糖尿病也只剩两年左右了。

也许你会想问：有这么多的疾病，为什么特别重视胰岛素阻抗和糖尿病的问题？让我用美国的例子来说明。2020年，美国医疗体系在糖尿病的支出高达4兆美元，平均每个病人一年花费1.2万美元。不光是美国，我相信只要去查各国的医疗支出，都会看到类似的困境。尽管耗费大量资源在糖尿病治疗，但二型糖尿病患者人数仍然愈来愈多，更别说没完没了的并发症如心脏病、风湿性关节炎、高血压、失智，等等。

现代医疗这么先进，为什么还会走到这个地步？投入这么多的专业人力和物力，情况却没有好转？从我的角度来看很简单，**如果我们只盯着血糖、血压、血脂、体重这些表面症状不放，却没有真正去改善疾病的原因，再怎么努力去做，也只是离真正的解答愈远。**

06

胰岛素阻抗：从保护机制变成疾病

虽然从这本书的序开始，我就一直在谈代谢症候群，而代谢症候群指的就是一些在日后会导向糖尿病、心脏病、中风的征兆，包括高血压、高血糖、腰围脂肪过高、三酸甘油酯数值异常。但坦白说代谢症候群其实是个误导的用词。

"代谢"这个词的英文 metabolism，来自希腊文的 *metabolē*，意思是"改变"。改变什么？

一、将饮食营养的能量改变成细胞运作可以用的能量。

二、将饮食营养的成分改变成可以组织身体的成分，像是蛋白质、脂肪、核酸、碳水化合物。

三、将代谢的废物排除出去。

总体来说，身体发生的所有生化反应，都是代谢的一部分。

代谢本身并不是疾病，也不会有什么症候群，是我们长期用不良的习惯和饮食去折腾身体，让身体无法用原本的方式回到平衡，而必须延伸出一个极端的状况，来面对生活习惯所累积的压力，才

疗愈的饮食与断食：新时代的个人营养学

有所谓的代谢症候群。

就像下方这张图所表达的，**身体本来有它运作的规律，但面对挡不住的代谢压力，身体只好用改变平衡的方式来应对。**是这样才有所谓的代谢症候群，也是这样我们才可能去调整体质而得到新的健康设定点。

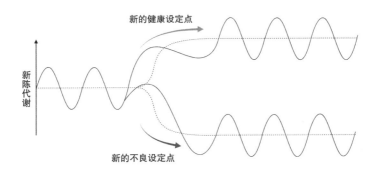

一个人长期采用高碳水化合物、高脂肪、高热量而缺乏膳食纤维的饮食，像是过度加工食品，也就容易导致胰岛素阻抗。这和体内代谢紊乱、慢性发炎，或压力过大、久坐不动的生活方式脱离不了关系。

然而，就像前面谈到代谢症候群是身体应对的一种方式，胰岛素阻抗也一样，原本是为了保护细胞而有的一种机制。

细胞要进行能量转换，是在细胞内的粒线体进行。粒线体就像发电厂，将细胞取得的燃料（也就是带热量的营养素，像糖和脂肪）转成能量来使用，让细胞发挥各种功能。

细胞得到糖，就会把糖送进粒线体，利用这个发电厂的生产线（例如下页图里的电子传递链）不断产生 ATP。ATP 是细胞最基本的能量分子，就像细胞帝国发行的货币，可以用来推动各种不同生化反应，让身体能够顺利地运作。

如果细胞里的糖太多、超过发电厂的负荷，它的生产线反而会倒过来转而制造自由基。所造出来的自由基本身就是一种讯号，一方面促使细胞合成更多的粒线体、加开更多生产线来处理过多的糖，另一方面则去改变细胞膜上胰岛素受体的状态，让细胞不再回应胰岛素的要求，不要再打开大门让糖进来。

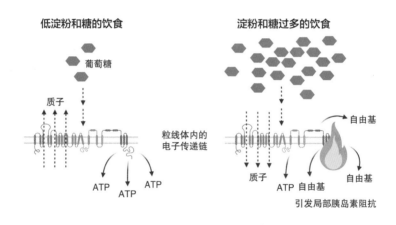

我在前面提过，当身体里糖分太多，就连最需要能量的肌肉细胞都不再理会胰岛素的讯号，不再让糖分进来。像这样在细胞层面的局部胰岛素阻抗其实是一种保护细胞的机制，让细胞内的运作不再被更多营养给轰炸。

饱和脂肪也有类似的作用。身体在大量饱和脂肪出现时，也会产生局部的胰岛素阻抗，并降低脑部的饥饿感，让我们不会再吃更多。然而不饱和脂肪（像前面提到的植物油）不会那么快启动这个保护机制，于是脂肪细胞会继续把血液里的养分带进细胞，让细胞

疗愈的饮食与断食：新时代的个人营养学

被"撑"得更胖，身体察觉到吃进来的营养仍有地方可去，也就不会降低饥饿感，而让人继续进食。

用生活里的例子来说，吃稀奶油烤马铃薯（饱和脂肪加上淀粉）比较容易让人觉得腻而停下来；倘若吃炸薯条（不饱和的植物油加淀粉），反而会额外吃上许多热量才停手。你可以想象，改用不饱和植物油取代饱和脂肪，再加上大量的碳水化合物，这种被认为"比较健康"的饮食方式带来的热量，对代谢造出了多大的压力。

过多营养素在身体流窜，超过细胞可以运用的量，会先个别启动胰岛素阻抗的机制来应对。身体里的糖和脂肪再多到一个地步，脂肪细胞的容量也会到达临界点，不可能再撑得更大了。这时脂肪细胞不再接收从血液来的三酸甘油酯，同时还会反过来把脂肪酸释放到血液。这些无处可去的脂肪酸沉积成内脏脂肪，而内脏脂肪会分泌促进发炎的细胞激素，扰乱胰岛素对肌肉和肝脏的作用，再进一步也就导向全身性的胰岛素阻抗和慢性发炎。

简单来说，**胰岛素阻抗反映的是体内长期营养过剩的情况。**

一个人如果随时都在吃糖、吃淀粉类的食物，胰岛素自然会高起来，但身体撑到一个地步，也就不再接受胰岛素的讯息。他的体重会上升，并且逐渐发展出代谢症候群——高血压、高血糖、高血脂。

有些人虽然知道自己有肥胖的问题，但还是停不住地一直吃，而且没有精力活动，这或许不是减重意志强弱的问题，而可能是大脑接收不到身体发出的饱足讯号。

这和胰岛素过高其实也有关系，胰岛素过量会阻断大脑接收瘦素"已经吃够了"的讯息。正常情况下，我们吃饱了，脂肪细胞会分泌瘦素，让大脑知道营养已经足以满足身体活动需要的能量，而可以去动、去消耗。但如果大脑被胰岛素遮蔽而"听不见"瘦素的讯息，哪怕全身都是满满的脂肪，大脑仍然会认定身体还在饥饿状态，应该要继续吃、减少活动。

在胰岛素阻抗的阶段，胰脏还会设法继续增加胰岛素的分泌来维持血糖的稳定，如果连这样都无法守住血糖，也就成为二型糖尿病。多到无处可去的糖跟着尿液一起排出，这个糖尿的症状也就是最初诊断糖尿病的标准。

专家以健康名义推广低脂饮食，将饱和脂肪改为不饱和植物油，提高碳水化合物的摄取量，最后带着所有人过重、代谢失衡、进入慢性病体质。这是我觉得现代营养学最不可思议的一个错误。

如果能改善胰岛素阻抗的情况，我们就有机会阻止或延缓肥胖、二型糖尿病、脂肪肝、心血管疾病、癌症、神经退化疾病、失明、截肢、肾衰竭、免疫功能低下、慢性发炎、呼吸道严重感染、老化的发生。这不光减轻整体的医疗负担，更能大幅改善个人生活的质量和幸福感。

疗愈的饮食与断食：新时代的个人营养学

07

透过饮食和生活调整，改变体质、共病与健康

我准备这本书的时间点，正是全球 COVID-19 大流行期间。病毒一再变异，对医疗系统造成很大的负担，世界各地的经济都受到冲击，而人受感染后的长期后遗症（long-COVID）的影响仍属未知。这里所谈的胰岛素阻抗、代谢症候群和慢性病体质，对于一个人受到 SARS-CoV-2 病毒感染的后果，可以说有决定性的影响。

一般健康的人受到病毒感染，可能是无症状或轻症。症状主要如咳嗽、头痛、疲惫、发烧，和严重的流行性感冒差不多，虽然很不舒服，但自然会恢复健康。当然，现在有专家观察到对脑部和身体各部位可能会有长期影响。对我而言，这离不开血管的发炎反应，而可能和单核球所引发的自体免疫有关。还是一样地，更需要透过体质调整去因应。

我用下页这张图来表达一个人的体质、健康程度和感染后果的关系。没那么健康的人受到感染，可能会发展成所谓的中度症

状，像是肺炎、严重咳嗽、发高烧、呼吸困难、失去嗅味觉而需要住院治疗；有些人能恢复健康，有些人则会留下长期的后遗症。至于慢性病、老化的族群，则可能会恶化成需要进加护病房甚至插管治疗的重症，像是缺氧、呼吸衰竭、肺纤维化、休克、多重器官衰竭；有些人能恢复但免不了后遗症，有些则撑不过去而死亡。

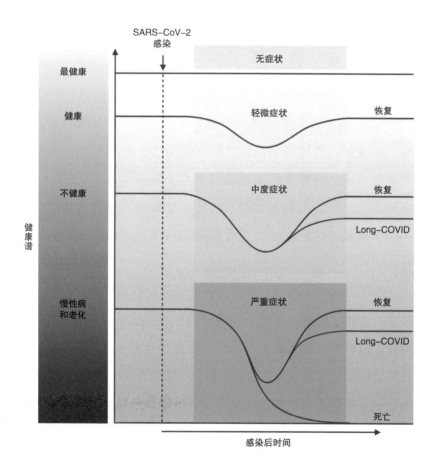

疗愈的饮食与断食：新时代的个人营养学

从数据来看，一个人如果有过重、忧郁、焦虑、肥胖、高血压、糖尿病，也就是从胰岛素阻抗延伸出来的各种症状和疾病，有15%的概率会发展成需要住院的重症，甚至死亡。如果没有这些情况，则只有0.1%的概率。可以说，一个人如果本来就不健康，已经有代谢症候群，他感染后的风险比健康的人高出150倍。

其实不只COVID-19是如此，普通如流行性感冒或其他疾病都是一样的。一个人如果同时有代谢症候群或其他疾病，重病和死亡风险自然都会提高。这一点正反映了体质对健康、对抗病能力的影响，而是预防医学可以着手之处。

我们每一位都可以**透过饮食和生活习惯的调整来改善体质，将自己从不健康带回健康**。本来遇到疾病可能是重症甚至死亡，但由于体质改善，症状变得轻微，甚至没有明显的症状也就度过了。

当然我也要提醒：饮食的内容是主要，但不是唯一导致胰岛素阻抗的因素。情绪、环境、作息也会刺激胰岛素分泌。有些专家认为身体活动量不足、夜间接触过量蓝光、打乱日周期、慢性发炎导致老化或某些基因的影响，也可能导致胰岛素阻抗。

另一个和代谢异常相关的因子是皮质醇。皮质醇又称为压力荷尔蒙，也会影响血糖的代谢。一个人如果长期处于压力反应，身体总是在分泌皮质醇，让血糖上升而不断刺激胰岛素分泌，长期下来也会促进胰岛素阻抗。我们如果想要调整体质、控制体重，也不能不留意自己的压力反应。

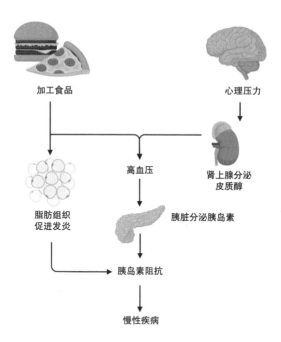

加工食品　　　　　　心理压力

高血压

肾上腺分泌
皮质醇

脂肪组织
促进发炎

胰脏分泌胰岛素

胰岛素阻抗

慢性疾病

　　我在这里希望用最直截了当的方式，为困扰现代人的慢性病指出问题所在，然而更重要的是提出一个可以执行的解答。就像上方这张图所表达的，导致胰岛素阻抗有两大路径，我们可以试着从饮食和压力反应来调整，不再走上通往胰岛素阻抗和慢性病的道路。

　　接下来，我希望先从怎么调整饮食，减轻胰岛素阻抗着手，并从运动和压力管理切入，搭配饮食和营养素的调整，陪伴你得到健康。

08

从代谢和营养，回顾常见饮食法

在过去，这些健康信息是只属于专家的权利，大多数人也把自己的健康交由专家来掌控。但这十几年来，我发现不光是教育提高，让更多人有能力接触到进阶的健康信息，同时也有一股讲究透明、亲自尝试的风气开始流行。

我还记得有一次在外地出差，遇到车子有状况，就近找了一个地方修车。在等待时，一位很壮硕的男士来接待我。

我看他的身形，问他是不是喜欢健身，而饮食以肉食为主？听到我问，他很热心向我分享他所尝试的各种饮食法。只要曾经流行的、找得到资料的，他都试过。是到后来用纯肉饮食，他的身心状况才稳定下来。

在谈话的过程中，他讲得头头是道，对细节的描述和掌握，医师听到都会佩服。像他这样，亲自实验不同的方法后重新得到健康，对自己所掌握的知识和观念是不会轻易动摇的。我最多也只能提醒他，长期还是要减少肉类的摄取，来减轻身体的负担。

或许你和这位男士一样尝试过不同的饮食法，也可能你还不太清楚究竟有哪些饮食法，毕竟从小学、中学开始，学校教的、媒体谈的健康饮食，基本上就是美国的《USDA 饮食指南》。大多数人也是家人准备什么就吃什么，不见得仔细评估过饮食的搭配和选择。绝大多数是因为身体有状况，像体重、血压、血脂和血糖不对劲了，才会想调整饮食。这时问题就来了：要从何调整起？哪种饮食法比较适合？

在这两章，我会把几种有代表性的饮食法介绍出来。你会发现有些饮食法是依照吃什么或地区来定义，像是纯肉饮食、原始人饮食、地中海饮食、标准美式饮食和素食；而有些饮食法则是一开始就从碳水化合物、脂肪、蛋白质三大营养素的比例出发，像生酮饮食、低糖饮食、美国《USDA 饮食指南》。

当然，饮食法不只这些，有些短暂流行或已经过时的饮食，我就不单独拿出来谈。有些饮食则可以归类到这些饮食之下，我也就不再一一列举。

你可以想象，光是定义方式的不同，就影响到它们是否能落实、是不是能够互相比较。举例来说，地中海饮食以区域为特色，但有人以为餐餐吃一大盘意大利面就算是地中海饮食，却没有想过在地中海地区的人是不是真的这么吃而得到健康。

一个人吃素，可能是白米饭和面条为主的高碳水化合物饮食，也可能是大量生菜为主的生机饮食。虽然都是素食，但从营养组成和健康后果来说，根本不能算是同一种饮食。

在这里，延续第 1 章下来的脉络，让我先从每 5 年修订一次的美国《USDA 饮食指南》开始，接下来再一一介绍这张图里的其他饮食法。

　　既然刚谈完胰岛素阻抗和代谢症候群，我也会将这些饮食法，尽量依照营养学家整理出来的碳水化合物占热量比例，由高至低排列。当然这个比例只是理论上的情况，而在具体执行时，依个人理解和落实的程度，是会有些不同的。

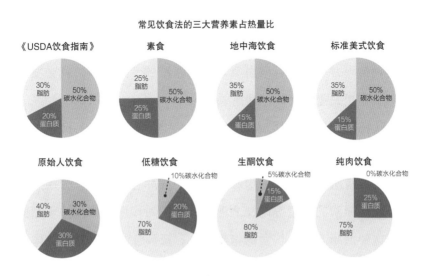

常见饮食法的三大营养素占热量比

　　《USDA 饮食指南》：是一种低脂肪、高碳水化合物的饮食，建议脂肪占饮食热量30%，碳水化合物50%，而蛋白质约20%。《USDA 饮食指南》注重饮食的营养密度（也就是饮食里有多少营养素），也鼓励采用多元化的食物种类，建议大众少吃含有添加糖（低于每天热量10%）、钠（每日小于2300毫克）、反式脂肪、饱和脂肪（低于每天热量10%）的饮食，尽可能多吃蔬菜水果、豆类、淀粉类、乳制品、全谷类与瘦肉。至于酒则是尽量少喝，男士一天最多2杯，女士最多1杯。

《USDA饮食指南》

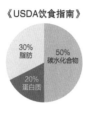

有些人认为，美国农业部发布的《USDA 饮食指南》与其说是为大众健康着想，其实更是为了照顾农业和食品业者的利益。坦白说这种批评并不过分，看看制定饮食指南的专家名单，就会发现超过半数和相关业者有各种利益关系。

我在第 1 章已经谈过，美国的《USDA 饮食指南》反映了一种希望降低心血管疾病发生率的理想，但这个理想所根据的观念是已经过时的看法，像是认为饱和脂肪与胆固醇会导致心血管疾病，或将不同营养素的热量等同视之而忽略它们对代谢的作用并不相同。照着这种低脂高碳水饮食的指南来吃，反而让人容易转成高体脂、代谢症候群、慢性病的体质。

素食／蔬食：许多朋友是为了爱护生命，或是有宗教信仰，或想保护地球环境，或为了健康而不吃动物的肉。有些朋友只吃纯粹来自植物的饮食，有些则会加上蛋和乳制品。从营养的角度来说，如果完全不接触动物性的饮食，建议每天补充维生素 B_{12}，这是只在肉或蛋奶才有的营养素。

素食

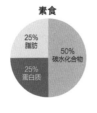

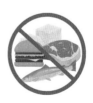

疗愈的饮食与断食：新时代的个人营养学

少了肉类的脂肪，素食和《USDA 饮食指南》一样属于低脂高碳水饮食，但脂肪更低仅约 25%。这时碳水化合物与脂肪的质量就是不能忽视的关键。虽然有研究指出长期素食可以降低死亡率和糖尿病、肥胖、心血管疾病和忧郁症等慢性疾病的发生率，但一个人如果因为忙碌或不重视饮食，吃素反而容易过度依赖精制米面等主食，少吃天然蔬果，更别说吃不到够多的好脂肪。这种脱离蔬食的素食，对健康的伤害和第 3 章所谈的过度加工食品其实没两样；而长期缺少饮食脂肪，对女性的内分泌和情绪健康都有不利的影响。

关于素食和健康，我会在接下来谈减糖、脂肪、蔬菜和过敏的章节多谈一些。毕竟吃素是对生命很大的善意，我当然希望吃素的朋友能够吃得健康。

地中海饮食： 希腊、土耳其、意大利、西班牙这些位于地中海周围的国家，当地饮食采用大量橄榄油、豆类、未经精制的谷类、蔬菜、水果、鱼，适量的乳制品（起司与酸奶）和红酒，对红肉和稀奶油的摄取并不多。

地中海饮食

35% 脂肪　50% 碳水化合物　15% 蛋白质

地中海饮食少不了风味浓郁的橄榄油与起司，脂肪占饮食热量比例约 35%，碳水化合物比例虽然偏高，约 50%，但是是以蔬果和未精制的谷类为主的高质量碳水化合物。富含地区特色的饮食风格，再搭配少量（15%）以海鲜、鱼类为主的蛋白质，有很长一段时间被认为是健康饮食的代表，或者说反映了营养专家在充满过度加工食品的标准美式饮食文化里，希望回归自然饮食的理想。我在第 1 章提到鼓吹低脂饮食以减少心脏病发生率的安塞·基斯，这位专家正是这种地中海饮食风格的爱好者。他后来甚至买了一间希腊小岛上的别墅，作为美国之外的另一个家。

地中海饮食以新鲜的原型食物为主，活泼的配色和清爽的烹煮方式，确实是吸引人接触健康饮食的好起点。研究也已经发现，地中海饮食与比较低的总死亡率、比较低的慢性病发生率（例如心脏病、肥胖、癌症）有关。

我过去请台北身心灵转化中心的同仁，透过提供地中海饮食，让有兴趣的朋友能接触到好的生菜、好水与健康的烹调方式，并鼓励他们进一步回家去实践。会这么做，最主要是希望示范天然完整的原型饮食，特别是将橄榄油的抗氧化和生菜这种充满生命力的活饮食带给大家，而不是单纯为了推广一种异国饮食而已。我相信接触过地中海饮食的朋友，在读完这本书之后，会更能够掌握健康和美味的重点。

标准美式饮食：经济发达的国家如美国，一般人大量采用经过加工的现成饮食，像是精制谷类、红肉、加工肉品、含糖饮料、快餐、糖果、甜点和油炸食物，而少吃天然的蔬菜、水果、全谷类、鱼和坚果。

标准美式饮食

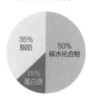

标准美式饮食的热量相当高（估计一天 2300 ~ 3600 大卡），并不是专家会推荐的饮食，一般也认为和许多慢性病有关。这种饮食的问题不只在三大营养素的热量比例，总摄取量也过多，而且吃的全是空有热量、缺乏天然营养的过度加工食品。在营养学圈子里，标准美式饮食，包括它的缩写 SAD（刚好是英文"悲伤"的意思），已成为一种形容词。营养学家谈 SAD 不只是指称美国人的饮食，更是用来反讽——现代社会愈富足，人们反而吃得愈糟的可悲现象。

介绍完这 4 种常见的饮食法，我相信可以让你想起过去所接受的营养知识和说法，也自然会想知道一些比较新而可能对你有用的调整方式。接下来，我会继续谈下去。

09

新时代的饮食调整，更着重于修正和修复

前面谈到一些常见的饮食法，这一章会介绍近代才出现的饮食调整，如原始人饮食、低糖饮食、生酮饮食和纯肉饮食。从某个角度而言，这些饮食法带有革命性的意义。虽然有些方法的长期效应还有待观察，但如果能针对个人的体质来采用，有机会在短时间内为个人带来体质的调整。

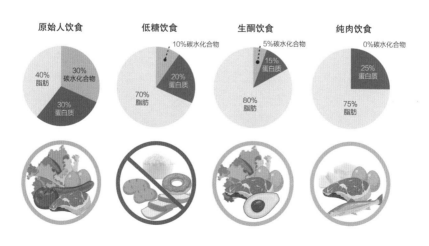

疗愈的饮食与断食：新时代的个人营养学

原始人饮食：相较于标准美式饮食是现代社会的产物，有一种看法则是认为，我们应该延续人类从几万年、甚至几百万年前的旧石器时代就采用的天然饮食，包括蔬菜、水果、肉类、动物内脏、蛋、种籽、坚果、根茎类这类原型食物，而避开人类进入农业社会后和近代才出现的谷类、豆类和加工食品，也避免糖、乳制品、精制油、盐、酒和咖啡。

进入农业社会，可以让人稳定过上吃饱的日子。我们一般会当作是一种人类智商的成就，自然没有想过这种进展可能对健康带来伤害。举例来说，古埃及文明是一个刚采用农业生产的文明，人们以小麦和面包为主食。但考古学家解剖木乃伊发现，当时的人除了普遍有蛀牙问题，颈动脉和冠状动脉也有明显的脂肪沉积和发炎受损迹象。从我的角度看来，这和人类突然大量摄取碳水化合物脱离不了关系。

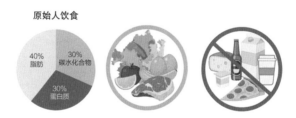

原始人饮食的主张不只是一种单纯的回归原始的诉求，它背后其实含着生物学的道理。主张原始人饮食的人认为，人体消化食物的机制是经过千百万年，在采集和狩猎为主的生活方式下演化而来的。这一套机制擅长处理跟人类共生存比较久的饮食，像是绿色蔬菜和十字花科的蔬菜，而不擅长消化比较近代才浮出来的食物项目，像是谷类和加工食品。回归原始人的饮食，一方面减少了现代过度加工食品带来的负担，同时也和我们身心的机制比较吻合。

低糖饮食：是一种依照主要营养素比例来定义的饮食，也就是将碳水化合物的摄取降低到占饮食总热量的 10%，而饮食总热量的 70% 来自脂肪、20% 来自蛋白质。更精确一点来说，是一种低糖高脂饮食，并且鼓励多采用天然的原型食物。

低糖的糖，包括了尝起来甜的糖，和含高量碳水化合物的饮食，像是富含淀粉的蔬菜（例如胡萝卜、马铃薯、玉米）、水果、米饭、面食、面包与甜点。低糖饮食，就是少吃、甚至不吃上述这些食物。水果和过度加工食品因为含果糖，也在限制之列。低糖饮食要减少这些含糖类的项目，但鼓励多吃脂肪和膳食纤维，并适量吃蛋白质。

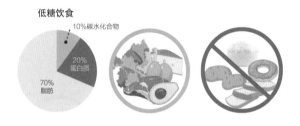

采用低糖饮食，可以用来减轻体重、预防胰岛素阻抗，而进一步预防肥胖、二型糖尿病、发炎、心血管疾病与癌症。因为它对改善代谢症候群有着关键的作用，我在这本书会用多一点篇幅，从第 12 ~ 18 章一步一步示范如何从减去精制糖、减去精制淀粉，到进入低糖饮食。

生酮饮食：生酮饮食可以看作是更严格的低糖饮食，将含糖的项目降到低于每天热量摄取的 5%。至于蛋白质因为在体内的代谢到最后也会转为糖分，所以也要少吃。生酮饮食严格低糖、少吃蛋白质、让饮食热量有 80% 来自脂肪，是更名副其实的低糖高脂饮食。

常见于生酮饮食的食物通常包括坚果、淡奶油、牛油果、稀奶油、椰子油、肉类、蛋、乳制品。一般人为了避开蔬果里的糖，可能会吃不到足够的膳食纤维，这要特别注意，需要用含糖量低的蔬菜来弥补。

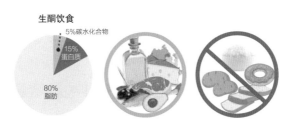

生酮饮食早期用来治疗幼年癫痫患者，可以降低癫痫发作的频率。也有人尝试用来治疗阿尔茨海默病、渐冻人症、帕金森病与癌症。这一点，和生酮饮食促进身体将脂肪转为"酮体"（ketone bodies）脱离不了关系。酮体可以被身体细胞和脑细胞当作能量来直接使用，透过改善身体运作的效率而可能使症状减轻。

现在，一般人谈到生酮饮食，就会联想到减重。这是因为生酮饮食严格限糖的特色，让身体早晚能消耗掉体内的糖和肝糖，而进入燃烧脂肪作为能量来源的代谢路径，达到减重的效果。要提醒的是，一般人在尝试生酮饮食严格限糖的同时，或许因为不习惯高脂肪的饮食，而无意间用太多肉来替代，长期会造出肾脏负担，同时也使饮食蛋白质过量而转化成糖，降低生酮的效率。

纯肉饮食： 纯肉饮食和素食刚好相反，是只吃动物性的食物，例如肉、蛋、奶，而不吃任何蔬菜、豆类与谷类。肉、蛋和奶的营养素以脂肪和蛋白质为主，虽然我在这里将它的碳水化合物假设为零，但真正的食物里还是有少量的碳水化合物。

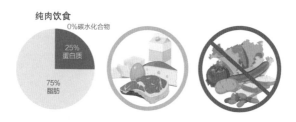

一般人会采用纯肉饮食，是希望减轻因为植物性饮食带来的过敏症状，像是发炎、疲惫、胀气、关节疼痛等等。这种过敏并不是每个人都有，但随着现代人肠道不健康也逐渐普遍起来，我会单独用一个章节来谈这种过敏的主题。值得注意的是，纯肉饮食虽然可以在短时间就修正这种过敏的问题，但就像前面提到的，长期吃太多肉对代谢是有负担的。这是想采用纯肉饮食的朋友应该注意的。

————

我用两章来谈这些饮食法，严格来说，素食、地中海饮食和标准美式饮食并不能算是一种饮食调整的方法，最多只是反映了几种常见的饮食形态。《USDA 饮食指南》、原始人饮食、低糖饮食、生酮饮食、纯肉饮食，才是带着调整目的的饮食法。

不同的饮食法，当然有它各自的背景、前提、假设、适用／不适用的人群、执行方式、所承诺的结果。坦白说，没有哪一种饮食法是万能的。

疗愈的饮食与断食：新时代的个人营养学

为了修正《USDA 饮食指南》50% 碳水化合物的标准可能带来的后遗症，我在《真原医》谈到饮食金字塔，建议一个人吃碳水化合物应该以原型高膳食纤维的食物为主，例如全谷类和蔬菜。而且高膳食纤维的蔬菜至少要占一半以上，如果能采用带有活酵素和活成分的生机饮食更好。目的就是用不含热量的膳食纤维，替换掉会带来热量的净碳水化合物，希望减轻以糖类为主的《USDA 饮食指南》对能量代谢造成的负担。

此外我还建议多吃好脂肪、适量蛋白质。实际执行起来，《真原医》所建议的饮食三大营养素比例，约在这两章所谈的地中海饮食和生酮饮食之间。

为了修正饮食导致的代谢问题，这些年流行的原始人饮食、低糖饮食、生酮饮食、纯肉饮食，共通的特色是大幅度减少，甚至完全不采用糖类，以快速达到减重与体质调整。当然，长期采用纯肉饮食和生酮饮食的效果还有争议，但确实能在短期让一个人的代谢从危险的糖尿病前期转出来，对于健康肯定有它的贡献。

当然，要调整饮食，需要更具体的执行方法。举例来说，虽然前面在介绍饮食法时，已经指出了每种饮食中三大营养素的热量比例。但对一个要执行其中一个方法（例如低糖饮食）的人来说，还需要先知道自己一天适合吃多少热量，而又该吃多少碳水化合物、蛋白质和脂肪？

你不用担心，我们下一章会一起进入热量的世界。

10
计算饮食的热量

　　每个想调整饮食的人，都会提到热量。但"热量"这个词到底是什么意思？我们吃下去的明明是一盘蔬菜、肉类和米饭，有时候还吃冰激凌，怎么会转成热？

　　热量是一个物理学的观念，也就是带来热的一种能量。冰激凌的温度（也就是被感受到的热度）很低，但里头蕴含的能量可以在燃烧后转化为热。为了方便比较和计算，物理学家将能够让1毫升的水上升1摄氏度的热能定为1卡。我们一般讲饮食的热量用的单位是"大卡"，1大卡等于1000卡。

　　当然，要测量热量，必须在封闭的环境测量，不然我们永远不知道温度的上升或下降，是来自于要测量的东西或是环境的变化。这个测量热量的设备长得像炸弹，科学家称它为"弹卡计"（bomb calorimetry）。你不用为科学家担心，弹卡计并不是真正的炸弹，只是将这个过程比照炸弹引爆来处理——在耐高压的反应槽里进行，以应付燃烧反应前后的压力变化。我们可以将待量测的食物项目放在里面，通电引起燃烧，然后从周边水上升的温度来计算这个食物项目所含的热量。

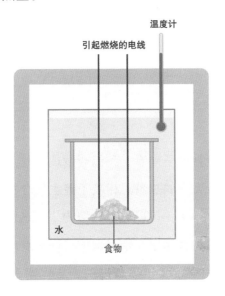

也许你会想，用这种方式测到的热量，不见得能真正反映食物进入我们身体后的能量转换情况。你想的没错，身体不是焚化炉，并不是吃什么就会把什么烧得一干二净。但科学家还是运用了类似的模式，把身体当作一个效率比较低落的焚化炉，透过烧完的残渣来反推饮食里有多少热量被身体所用。

19世纪末，美国科学家阿特沃特（Wilbur Olin Atwater）用弹卡计测量了一般人在吃下一定分量的食物后，粪便里还有多少热量。他将饮食理论上带有的热量，扣除在粪便样品里量到的热量，所得的值当作饮食能被身体消化吸收的热量。

这种估计饮食热量算法所得到的数值，称为"阿特沃特热量换算因子"，也就是我们一般所知道的脂肪、碳水化合物、蛋白质这三大营养素的热量。到现在，任何饮食的成分与热量标签，都是用阿特沃特热量换算因子来计算的，我相信你也用过这个算法：

每克脂肪9大卡
每克碳水化合物4大卡
每克蛋白质4大卡

从这个热量换算因子来看，我们会发现同样都是1克的营养，脂肪却可以带来9大卡的热量。相较于碳水化合物与蛋白质，**每克脂肪所带的热量高得多，可以说是典型的"高热量密度"饮食，而能以比较少的分量为身体运作带来保护**。这一点对于我在这本书所要谈的饮食调整相当重要，我会进一步从代谢和生理运作的层面来谈。

当然，只要我们仔细去看，就能体会到阿特沃特做的是一种单一条件的估算，可能连平均值都称不上。举例来说，他的估算可能没有再进一步考虑，身体消化吸收饮食的能力是会变动的。我们都知道，天凉的时候，身体要产生更多的热来御寒，自然会从饮食取得更多的能量，这会让阿特沃特在粪便所量到的残余食物热量变少。运动也会让身体发热，提高身体消化和吸收的能力，而且这种效应可以持续到运动后几小时甚至几天。一个人身体的产热效率或代谢能力，也有遗传的差异。

虽然阿特沃特热量转换因子不见得有绝对的代表性，但专家们还是继续再推估下去。我们这个世代的饮食知识大楼，就是这么盖起来的。一个人如果想知道自己该吃多少，会读到专家建议每公斤

　|　疗愈的饮食与断食：新时代的个人营养学

体重每天需要 25 ～ 40 大卡，或者再简化一点，成年男性大约每天 2500 大卡，女性约 2000 大卡。

我在这里，将前面谈到的主要饮食法，套入男性每日摄取 2500 大卡、女性每日 2000 大卡，以及阿特沃特热量转换因子（碳水化合物 1 克 4 大卡、脂肪 1 克 9 大卡、蛋白质 1 克 4 大卡）来计算三大营养素热量和重量，如下表。

三大营养素占热量比	碳水化合物	脂肪	蛋白质
《USDA饮食指南》 30%脂肪 50%碳水化合物 20%蛋白质	1000大卡 250克 1250大卡 313克	600大卡67克 750大卡83克	400大卡 100克 500大卡 125克
地中海饮食 35%脂肪 50%碳水化合物 15%蛋白质	1000大卡 250克 1250大卡 313克	700大卡 78 克 875大卡 97 克	300大卡 75克 375大卡 94克
原始人饮食 40%脂肪 30%碳水化合物 30%蛋白质	600大卡 150克 750大卡 188克	800大卡 89克 1000大卡 111克	600大卡 150克 750大卡 188克
低糖饮食 10%碳水化合物 20%蛋白质 70%脂肪	200大卡 50克 250大卡 63克	1400大卡 156克 1750大卡 194克	400大卡 100克 500大卡 125克

三大营养素占热量比	碳水化合物	脂肪	蛋白质
生酮饮食 5%碳水化合物 15%蛋白质 80%脂肪	100大卡 25克 125大卡 31克	1600大卡 178克 2000大卡 222克	300大卡 75克 375大卡 94克
纯肉饮食 0%碳水化合物 25%蛋白质 75%脂肪	0	1500大卡 167克 1875大卡 208克	500大卡 125克 625大卡 156克

注：绿字为女性（以每日 2000 大卡计算）
　　蓝字为男性（以每日 2500 大卡计算）

当然，这是一种理想化的计算，毕竟阿特沃特热量转换因子已经抹平了个体消化与吸收能力的差异，也没有哪一项食物是百分之百的碳水化合物或脂肪或蛋白质。真实世界的食物更是不会完全一致，举例来说，同样是牛肉，牛小排和里脊肉的含脂量与蛋白质量，也是相当不同。

我还是要再提醒，我们不可能样样都用弹卡计去量测热量，也不会一一去检查每个人的粪便来扣除身体没吸收的热量。透过这些表格，再怎么精算，都还是将真实世界经过简化的计算法。

但这个计算值还是可以作为参考，搭配一些现成的食物营养比例表（现在透过网络很容易查到），在调整饮食的初期带来一些方向感。

举例来说，如果一个人要采用生酮饮食，想知道最多能吃多少米饭，他在网上可以查到一碗白米饭大约是 50 克净碳水化合物。对照前一页的图表，以女士来说，一天能摄取的碳水化合物的量 25 克，就是约莫半碗白米饭的分量，而男士可以吃 31 克，比半碗再略多一些。

当然这没有考虑个人体型和活动量的差异，也还没有估计到其他食物例如肉类、乳制品、酱料等所含的少量碳水化合物。对严格执行生酮饮食的人来说，将这些少量碳水化合物都算进去之后，能吃的白米饭可能连一口都不到。

生酮饮食的热量来源主要来自脂肪，脂肪占热量比达 80%。假定女士每日要摄取 2000 大卡热量，也就是其中 1600 大卡来自脂肪，那是相当于 178 克的油脂。认真说起来，绝大多数人吃不了那么多油，需要透过蔬菜、肉类和乳制品把油脂吃进身体。有些采用生酮饮食的人，发现胃口自然会降下来，因为油脂不刺激胰岛素，比起淀粉和糖更容易让人觉得吃饱了而停下来。

如果同样 1600 大卡热量来自碳水化合物，那得要吃上 400 克，相当于 8 碗白米饭的分量。和淀粉与糖这类碳水化合物相较，脂肪的确是非常高热量密度的饮食，也更容易带来饱足感。

生酮饮食所采用的油脂，并不是单独摄取，主要是来自动物性饮食如奶、蛋、肉类，也可以是植物性的饱和脂肪。然而调整饮食让身体进入"酮态"（ketosis）的关键，不完全在于吃油，最主要还是将碳水化合物降到极低，让身体改用体内本来就有的脂肪作为能量来源。这方面的原理，我会在这本书接下来谈饮食调整的章节多谈一些。

对我而言，**在饮食调整的初期，谨慎是必要的**。毕竟不去控制的话，也很难彻底扭转代谢。就像前面生酮的实例，如果不控制碳水化合物的量，吃再多油也不会带来生酮的效果，更不可能在短期内对代谢和体质带来调整。

但长期的饮食，与其斤斤计较数字架构出来的热量，更重要的是以天然的原型食物为主，用高营养密度和高热量密度的饮食将自己喂饱，同时不去过度刺激胰岛素，不要害怕饱和脂肪。心安理得从健康饮食得到满足，这本身就是好生活习惯的一部分。

饮食的处理方式也影响了热量是不是更容易被身体吸收，所以我一再强调要吃天然的原型食物，避开过度加工食品。举例来说，同样都是玉米，墨西哥薄饼的玉米是经过精制的玉米粉，对身体而言不需要经过太多步骤就可以消化，能被身体吸收的热量比例，会比原型玉米高得多。

基础代谢也会影响。基础代谢指的是身体维持基本运作所需要调动的能量。你吃得多时，身体的基础代谢率会高一些。当你吃得太少，身体的基础代谢率会下降。从某个角度来说，这就像是身体预留的一种保险机制，当周边饮食不够时，尽量省着用，争取更高的生存机会。

年纪大的朋友代谢和活动力都下降，身体能量需求降低，会让他们更容易将所吃下的饮食转为脂肪来储存，而导致体重上升。

此外，身体的消化和代谢系统，都是白天的作用比较旺盛，夜里的作用就降下来。太晚进食，身体消化和代谢的效率都不够，长期下来也会让体重增加，容易导致慢性病。

我们也不能忽略一个事实：饮食调整离不开个人的心理和生理。我见过无数的人，明明已经吃饱了，但也许是因为烦恼、无聊或焦躁，还不断地将饮食往嘴里塞。也有些人因为长期失衡，身体代谢已经失控，不断地吃下超过所需要的分量。这时能针对个人失衡的情况着手，就是好的饮食调整方法。

我们需要营养学与热量的工具，帮助我们重新调整饮食，恢复代谢的灵活性，把健康找回来。但考虑食物本身的差异、个人体质、代谢等因素，食品包装印出来的数字并不完全等于身体会从这份食物所取得的热量。如果一个人减重只靠着包装上的热量来计算，也有可能会误导自己。

关于如何透过饮食调整来减重、得到健康，我们需要一个整体的方法，我会在这本书接下来多谈一些。

11

饮食调整，是为了恢复代谢灵活性

前面谈到代谢症候群，也就是代谢僵化而带来种种症状，如高血脂、高血糖、高血压和腹部脂肪多等，长期下来会衍生出二型糖尿病等慢性病。

代谢灵活性则是刚好相反，是代表一个人的健康和弹性。我所谈的饮食调整和生活习惯的转变，没有一项不是为了恢复代谢的灵活性，也就是为了调整体质。我甚至考虑过用"代谢灵活性"作为这本书的书名，可以想见我对这个观念的重视。

让我用白话一点的例子来表达。其实大多数人都曾经体会过代谢灵活性这个观念：一个人的代谢如果是灵活的，不光是健康而精力充沛，可以承受繁重的体力和心力劳动，而且就算累了一整天也很快能休息过来。

代谢的灵活性也就是在表达，身体能配合环境变化而做不同程度的调整，并且很容易调整回来。但如果失去了这种代谢的灵活性，像是长期只在某种条件下运作而让身体反应僵化，那么能随环境变动而调整的幅度就变得有限，有时连应付眼前的需要都有困难。

就像下面这张图所表达的，有好的代谢灵活性，面对压力或变化，身体可以配合着做反应，而随着压力结束，也可以很快恢复过来，回到原本的状态。但一个人如果代谢失去了这样的灵活性，就需要更长的时间才能恢复，甚至有时怎么都恢复不了。

大多数人也是一样，不知道从什么时候开始，好像比以前更容易疲惫、熬夜后精神恢复不来、再怎么少吃都不会瘦。通常也就是这时候，才意识到自己已经不再那么健康。

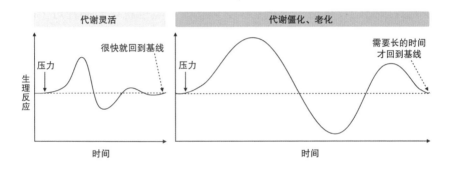

我在《真原医》谈心率变异，和代谢灵活性其实是同一个观念。心率变异，指的是心脏跳动速度的变化幅度。健康的情况是，你想全力奔跑，心跳可以配合狂奔；你安安静静地坐着，心跳可以稳健而舒缓。不健康的情况则是，你希望全力冲刺，心脏却怎么也配合不了；等你可以休息了，心脏却还扑通扑通地急速跳动。心率变异大，也就是心脏的反应是灵活而有弹性，不光可以针对眼前的状况来加速，也很容易恢复休息的状态。

饮食也是一样的，**一个人的能量代谢如果健康，不要说吃什么都可以，就连不吃都不是问题**。毕竟身体本来就能用体内的脂肪当作燃料，并不是一点时间都不能没有饮食。早期人类有时几天吃不到东西，在这种状况下，储存在腹部和大腿的脂肪是最有效率，也最方便携带的燃料，而不至于影响一个人的活动。

现代人代谢失去灵活性的情况，可以说是吃出来的，前面提到，长期热量过剩，让身体进入胰岛素阻抗，而长时间过度依赖高碳水化合物的饮食，则让内分泌错乱到一个地步，变得不吃不行，但愈吃反而愈容易饿。

但其实身体不是只有依赖燃烧糖类这个路径，**现代的饮食调整，少吃碳水化合物正是一个重点**。而调整的重点也就在于**挪开对于碳水化合物的绝对依赖，将另一条燃烧脂肪的路径调动起来**。低糖饮食和生酮饮食都是从这里切入，而希望帮人恢复健康。

从另一个角度来说，**要恢复代谢的灵活性，我们也同时要从"非吃不可"的心态转到"可以不吃"的心态**。现代人的问题不在于吃不够，而在于过量。已经过量了还要继续吃，只是说明了我们给自己的制约有多重，重到连代谢都异常了，还要继续依赖不健康的饮食。**一个人转到"可以不吃"的心态，从身体最重的制约放松下来，才有机会扭转代谢，来配合个人的转变**。

让我再强调一次，一个人不用担心不吃。**从心态上可以轻松接受"不吃"，或说取消对"不吃"的恐慌**，是我在这本书希望达到的。会用一整本书来谈饮食调整，并进一步进入断食，为的也就是帮助大家恢复代谢的灵活性。

一个人少吃碳水化合物，但多吃好的脂肪，这样的调整法让人不容易觉得饿，也会吃得少，三餐自然变成两餐，甚至一忙也就忘了用餐，吃或不吃不再是多大的问题。等他适应低糖的饮食，身体从内分泌、神经回路和能量的运用，都得到了重新的整顿，代谢也自然会恢复弹性。

进行饮食调整，并不是说非要一生守住哪一种饮食法不可。一个人可以从不同的饮食得到营养，也可以断食，这就是代谢灵活性的观念。

最重要的是，**在饮食调整的过程中，要懂得采用热量密度足够的食物，不要让自己挨饿**。一挨饿，身心当然会反弹，任何饮食计划都很难成功。

接下来，我会多用几章来谈怎么透过饮食调整，特别是低糖饮食，来帮人走出愈吃愈不健康的困境，化解胰岛素阻抗、脱离慢性病体质。很有意思的是，即使一开始的出发点不是减重，但不知不觉也会瘦下来。就好像身体里一组运作失常的环节得到修正之后，其他部位的负担开始减轻，而能重新恢复正常运作。

少吃碳水化合物，以原型食物为主，对现代人就是有这么关键的作用。

12

分享：一个月的断糖实验

要离开"饮食→不健康"的循环，是有方法的。我们可以重新设定神经回路，让脑可以接受天然的、真正的食物。

首先，意识到自己原来一天到晚都在吃加工食品，而且愈吃愈多，精神却愈来愈不好。我们需要做一点不一样的事，来打破脑部已经上瘾的回路。

2021 年，我透过网络带领"没有路的路"共修，在美国的管理工作也同时在进行，而且因为疫情，其实比往年都更忙碌。然而共修期间，我还是会断食，让自己身心净化。

我在美国的同事如果这期间和我一起出差，遇到用餐的时段，毕竟还在工作，不会多吃，也自然会好奇我怎么会断食。既然如此，我干脆鼓励他们和我一起调整饮食，而且最好能持续一个月。这两年疫情最大的影响，就是让人活动量变少，而很多人都发胖，正是调整饮食的好机会。当然我并不建议他们立即断食，而是从**不吃精制糖，并且吃大量的蔬菜开始**，也就是采用**断糖的生机饮食**。

疗愈的饮食与断食：新时代的个人营养学

一个人只要能够断掉糖，尤其是精制糖的摄取，已经可以得到许多健康的好处。糖，算得上是一种荷尔蒙，不光是作为提供能量的燃料，就像前面提到的，它本身也在刺激神经，而带动多巴胺的奖励系统。

前面提过，多巴胺的奖励系统是一个期待系统，而这样的期待系统影响生活的方方面面，推动我们努力工作，期待得到奖励。这样的期待系统会被糖所驱动，所以如果本来习惯了糖，却突然不吃糖，头几天会非常难受，人会变得无精打采，甚至沮丧。

这时如果忍不住去吃糖，会吃得特别多。从享乐适应的道理来看，从糖得到的满足感和快乐，很快就让人习以为常，下次要吃更多糖才能达到和上次相同的满足感。这自然会让人不吃糖就感觉好像少了什么，甚至非要吃到糖才过瘾。这强度和毒品几乎是一样的。

当然，如果你没有亲自尝试过断糖，大概也难以想象它的强度。

一个人在断糖的时候，其实需要一些照顾和提醒。然而所谓的照顾和提醒，倒不是整天劝他别吃糖，而是**要帮助他找到新的营养、建立新的回路，让新的回路能稳定下来**。

新回路之一：好的脂肪

对我来说，这个新的回路在营养上就是脂肪，尤其是好的饱和脂肪。接触过《真原医》的朋友都知道，我并不主张肉食，但有些同事没办法一下子完全改成以蔬菜为主的生机饮食，也不习惯我常推荐给朋友的橄榄油、椰子油、亚麻籽油，这时他们还是可以从带着比较多脂肪的肉类（像是牛腩、牛小排、沙朗、肋眼肉）来取得这个新的营养。比起糖，脂肪和蛋白质更能带来饱足感。

当然，也有些同事为了健康，或是希望对生命友善而长期吃素。对于不吃肉的同事，我也请他们准备核桃、胡桃、榛果这类含油和蛋白质的坚果，以及将酪蛋白过滤掉的印度酥油（ghee）、冷压椰子油、冷压亚麻油、特级初榨的橄榄油和牛油果油。这都是配合大量蔬菜生机饮食的好脂肪，远比玉米油、葵花油、芥花油、大豆色拉油、棉籽油好得多。

大多数人听过蛋白质有必需氨基酸，**但我们的身体其实也需要必需脂肪酸**，像抗发炎的 omega-3，和参与发炎反应的 omega-6 这两大类脂肪酸，都是身体运作所必需。胆固醇也一样，**所有细胞都需要胆固醇**来维持细胞膜的结构，才能发挥各种功能。

我会建议需要吃肉的同事去找草饲牛，而不是吃玉米和黄豆作为饲料的谷饲牛。牛所吃的食物，一方面影响牛本身的健康，另一方面也影响它所含的不饱和脂肪的比例，特别是 omega-3 与 omega-6 的比例。

谷饲牛所吃的玉米和黄豆，正是产业提炼植物油的原料。这些由植物种籽提炼的植物油，是 20 世纪才有的新成分，过去是拿来制作用品或当作燃料，现在却大量进入我们每一个人的饮食。

这类种籽油主要是多元不饱和脂肪酸，本身容易氧化而产生有害物质，促进发炎的 omega-6 含量也偏高。谷饲牛肉的脂肪酸比例，则会反映植物性多元不饱和油 omega-6 偏高的问题，而且因为透过饲料长期累积，比例会更失衡。

对健康而言，这两种脂肪的理想比例是 1 份 omega-6 对上 1 份 omega-3。草饲牛的 omega-3 比例比谷饲牛高得多。普遍有慢性发炎问题的现代人，如果需要摄取动物性饱和脂肪，草饲牛的稀奶油

疗愈的饮食与断食：新时代的个人营养学

与肉搭配生机饮食是比较理想的选择。不吃红肉的人，也能从亚麻籽油、藻油和鱼油等取得 omega-3。

我在下方这张图简单列出一些饮食的脂肪酸比例，你比对自己的饮食，或许就足以帮助自己调整。一般西式饮食大量仰赖种籽油，omega-6 对 omega-3 的比例可以高达 15:1。光看这数字，我们就会明白为什么现代人发炎体质愈来愈严重。有些发炎相关的疾病，只要将这个比例降到 2 ~ 3:1 左右，就会有明显的改善。

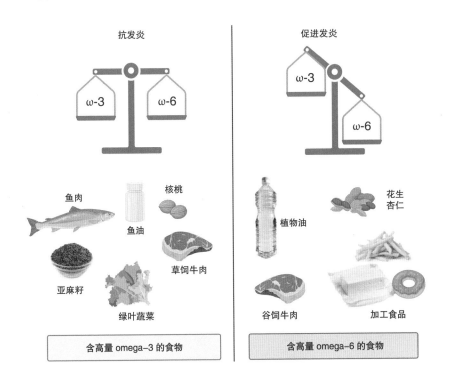

抗发炎　　　　　　　　　　　促进发炎

含高量 omega-3 的食物　　　　含高量 omega-6 的食物

新回路之二：运动

我带给这些同事另一个新的回路，是运动。我在共修期间常常到附近的小溪旁录音，这些同事也会好奇。他们不见得熟悉全部生命的观念，但会静静跟着听。录音后，我带着他们在溪水里运动，主要是做一些有氧健身的动作。

运动有重新设定代谢和内分泌的效果，包括降低胰岛素阻抗。我也提过，运动对于心情有障碍的朋友是最好的药，可以从代谢、内分泌和情绪层面带来支持。关于运动，我会在这本书的第34～38章多谈一些。最重要的，也就是找到适合自己的运动。

其实，带着大家做运动，和吃脂肪一样，是在建立一个新的回路。一个月下来，虽然目标是断糖，但大家的注意力放在尝试脂肪、适应不同的运动，根本没有时间去纠结吃不吃糖的问题，也就这样从旧的回路走了出来。

13
饮食调整也要减轻代谢负担

在这一个月的断糖期间，我也劝同事不要喝酒。一方面是对我同时还在主持共修的一种尊重；另一方面，酒精除了对神经系统造出冲击，对肝脏代谢也带来相当大的负担，而所含的热量最后只能转为脂肪。有些葡萄酒还含有大量的糖，如果要达到断糖的效果，不喝酒会比较有效。

为什么要特别强调断糖？除了前面提到的上瘾之外，其实糖对身体的作用很广。吃糖会让血糖上升而刺激身体分泌胰岛素，我让同事断糖，是为了让胰岛素降下来，帮助解开胰岛素阻抗的困境。

一般所称的血糖，指的是血液里的葡萄糖。葡萄糖是 6 个碳环状结构的单糖，可以直接进入细胞作为燃料。淀粉则是由葡萄糖组合而成的多糖，经过消化吸收后以葡萄糖的形式进入血液。至于我们常吃的砂糖，也就是蔗糖，其实是由 1 个葡萄糖分子和 1 个果糖分子所组成的双糖。加工食品添加的高果糖玉米糖浆，则约有一半是果糖。

果糖曾经被当作是一种健康的糖来推广，毕竟本来是存在水果里的天然糖，加上不太会刺激胰岛素的作用，不会让血糖上升，乍看之下好像是无害的糖分。但果糖的结构和葡萄糖不同，它是 5 个碳的环状分子，无法直接被身体细胞当作燃料，只能全数进入肝脏来代谢，透过脂质新生的程序转为脂肪。

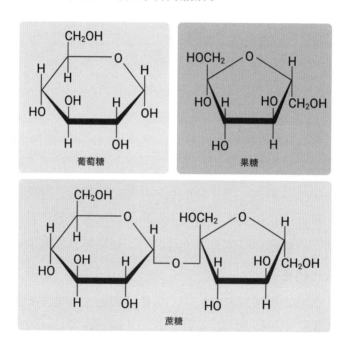

我们现在听到转成脂肪就会开始担心，也会联想到更多的慢性疾病。但如果我们是早期的原始人类，在难得的果实季节尽量多吃水果，并将水果里的糖分尽快转成脂肪储存，其实是一种确保生存的优势。

确保生存的机制还在，只是我们的生活步调和环境变了。早期人类只能在夏秋季节吃到水果，但现在我们是一年四季都在吃水果，有些人还用水果来取代蔬菜。这么大的摄取量，即使水果所含的果糖是天然糖，但带来的效果可能和所期待的健康是刚好相反。

一般人都不知道，果糖与酒精在代谢上相当接近，差别只是果糖不会刺激中枢神经系统，所以吃果糖不会醉。但果糖进入体内后，和酒精一样全部进入肝脏代谢，大量摄取会对肝脏造出非常大的负担。

果糖吃多了，容易导致非酒精性脂肪肝，此外果糖的代谢还会产生尿酸，对肾脏造出负担，也和高血压与痛风都有关系。果糖将蛋白质糖化的能力，也高于葡萄糖许多，摄取太多果糖，会提高体内蛋白质被糖化的程度，而在身体造出发炎与老化，这是值得注意的。

如果饮食真的需要一点甜味，可以用少量的蜂蜜。我会请朋友去找一种特殊的沙漠蜂蜜，这种蜂蜜含水量很低，容易保存，并且含有沙漠植物带来的特殊植化素和微量元素。因为它的蜜源植物生长在沙漠，根延伸到地下深处而自然会得到土壤中纯净的营养。

顺带一提，盐也是一样的。与其用精盐，我会建议朋友用喜马拉雅山、沙漠，或其他未曾受过污染的盐矿区所开采出来的岩盐。用这样的蜂蜜和盐，不光得到甜和咸的调味，也顺道得到干净的营养，特别是其他产地土壤所缺乏的微量元素。

我通常建议最多从适量的新鲜水果得到果糖，这样至少还能同时得到一些膳食纤维、维生素与植化素，但不应该把它等同于蔬菜而大量食用。至于含有高果糖玉米糖浆的过度加工食品，徒有热量，缺乏营养，还造出代谢的负担，应该完全避开。

此外，许多人吃素会以面、白米饭、面包等淀粉类为主食。但大量精制淀粉一吃进身体马上转化为血糖，对身体的影响和糖没两样。吃完没多久就会饿，反而容易吃太多。以淀粉类为主的素食，不要说脂肪不够，蛋白质也不足，反而容易让代谢和内分泌失衡。

大量用糖、淀粉和果糖来取代脂肪的低脂饮食，经过代谢反而变成了身体里的脂肪。这些脂肪沉积在肌肉和内脏，长期下来也就导致胰岛素阻抗、代谢症候群、慢性病体质。这样的结果，对讲究健康的人是多么大的讽刺。

其实我们只要不吃精制糖，胰岛素马上会下降。饮食的能量不再只往储存脂肪的方向走，而身体里的脂肪也有机会作为能量来源。这是从能量代谢机制来转化体质最有效的方式。

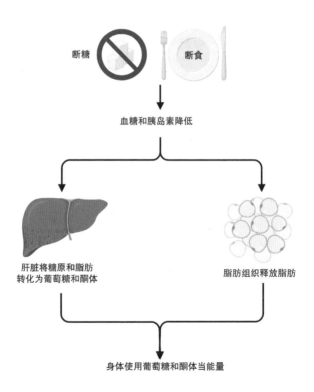

疗愈的饮食与断食：新时代的个人营养学

不光如此，就像左页图所表示的，如果断糖足够彻底，或透过断食和运动将血液里的糖，以及肝脏和肌肉的肝糖耗尽，脂肪细胞自然会将储存的脂肪或游离脂肪酸释放出来，交由肝脏代谢成为酮体，作为肌肉和脑的能量来源。

　　此外"脑源性营养因子"（brain-derived neurotrophic factor）还会上升，支持我们重新建立神经回路。这对正在建立新生活习惯的我们，会是一个很大的帮助。

14

少吃一餐，深化饮食调整的效果

前面提到，断糖时要用脂肪建立一个新的营养回路。你可能会想问：为什么不用蛋白质取代糖，而是用脂肪？其实我们吃蛋白质也会刺激胰岛素，**而脂肪对胰岛素的刺激是最低的。脂肪对于我们情绪的稳定还有很好的保护效果**，而这正是一个人改变习气时所需要的协助。

断糖期间，我们不太需要担心会吃太多油，搭配大量的好蔬菜，身体的饱足感机制会让我们该停的时候就停下来。大多数人的三酸甘油酯和胆固醇指数自然会下降，体重也会减轻。如果能够一天只吃一餐，作用更快。

回到断糖生机饮食的实验，我带着同事这么进行了至少一个多月。除了不吃精制糖之外，大多数人也改成一天两餐，也就是至少减去一餐。有些人干脆一天只吃一餐。最明显的变化是：大家的时间和精神不再被饮食绑住，增加的体重消失了，而一整天头脑都是清明的。

疗愈的饮食与断食：新时代的个人营养学

有些朋友有胃病和其他障碍，让他一下子直接断食是不可能的。但是，如果能用这本书所谈的方式来进行，从少吃一餐开始，再加上适当的饮食调整来修复代谢和肠胃，也就有机会逐渐适应而能轻松进入断食。

不吃精制糖很重要，减少进食次数更是一个关键。在富裕的地区，人从早到晚都可以取得食物，包括零食、随手可得的含糖饮料。有些人从早上起来到半夜可以吃上十餐。太常吃、太晚吃，都是问题。

随时都在吃，让身体不断处在受胰岛素刺激的状态，还需要为吃进的能量找到地方储存。到了晚上，身体有一肚子食物等着消化，连休息的空当都没有。**我们不吃的时间太短，没有机会燃烧身体储存的能量，于是体重不断增加，肥胖才会那么普遍。**

身体的消化与代谢功能都是在白天比较活跃，到了傍晚和夜里作用比较低。吃得太晚，饮食反而成了身体的负担，抵消了原本可以带来的滋养。身体本来有一个生理时钟，让我们白天面对生活，夜里休息。**太晚进食或吃宵夜的习惯，让身体的运作与生理时钟脱节，不光运作起来更费力，长期下来更是容易加剧胰岛素阻抗、糖尿病和肥胖的问题。**

光是减去一餐并停掉零食和宵夜，让身体至少持续十几个小时没有饮食的负担，就有机会得到更长时间的修复。

身心全面的变化

有些同事原本皮肤有痘子、气色比较灰暗，在不吃精制糖，采用有好脂肪的生机饮食后，这些情况也消失了。这反映了饮食调整带来的净化。如果是一天一餐，不吃的时间够长，自然会让身体进入自噬作用而开始清理与疗愈。这一点，我会在这本书后半部分多说一些。

他们去做健康检查，结果也相当好。血压、脉搏都降下来，血糖、血脂和代谢相关的内分泌指数都正常了，而且心情打开，整个人活泼起来了。大家都知道在美国医疗非常昂贵，绝大多数人是依赖工作提供的医疗保险，才能在失去健康时得到治疗。然而如果我们走在前面，主动安排饮食、运动、生活习惯来把握健康，一开始也许要费一点心力，但对一生的作用，会远比被动等着医疗保险补救来得更好。

很有意思的是，我鼓励同事们断糖、每天减掉一或两餐，但偶尔还是需要在外头应酬用餐。我发现他们外食时会留意这个酱汁有糖、那个食物成分也含糖。有些人味觉变得很敏锐，会觉得某些调味料过度刺激或食物不够新鲜，还能感受到加工食品不自然的添加剂，而不会想去用。

有了自己的心得，他们也会跟其他人分享。我不需要再跟他们谈什么是活的饮食、碱性饮食。到了这个地步，他们自然会去选择好的饮食。

有些同事一看就知道从来没有做过菜，也开始进厨房。听他们讨论怎么整理食物柜和冰箱，如何选择天然的调味料和食材，我知道他们正在生活里一点一滴建立新的回路，整个生活习惯改了。

同事们一起出差，我会提醒大家连咖啡都不要加糖。有一位同事曾经有过严重的产后抑郁症，一断糖，过去折磨她的种种感受都浮了出来，让她看什么都很负面，几乎就像抑郁症复发一样。她特别渴望冰激凌和甜点，随时都想挖一勺来吃。

她自己当然担心，而会跟我反映。我也只能尽量鼓励，让她坚持下去。这种身心反弹在头两天最强烈，第3、4天还有不少影响，差不多一星期后就没听她再提起了。

她回家后也自己尝试各种方法，包括改成一天一餐。2个月后，我再见到她，发现她气色都亮了起来，体重至少减了3公斤。4个月后，几乎变了一个人，外表年轻许多。不光断糖，连咖啡和酒都戒掉，体重又再往下降了两三公斤。这时我反而提醒她要守住体重，不要再降下去。

对她而言，断糖最明显的好处是精神变好，比较有活力，而且变得稳定。即使面对各种心理的难关，她都不再被情绪随时带走，而有一个空间可以度过。还有一位同事告诉我，他觉得头脑很轻松，整个人很清爽，不像以前那么沉重。他们这种生活习惯和心情上的改变，在面对 COVID-19 疫情和大环境的变化，就是对自己最大的帮助。

不吃精制糖，对内分泌、新陈代谢、头脑带来的效果，就像换了一个全新的身体来运作。只要能执行一段时间，不光是体重降下来，注意力和精神也不再随着进食起伏，各项慢性病的指数都会改善，而头脑会感觉到相当清晰，心情与情绪也不容易受到负向的干扰。

一开始，也只是试试看能不能一星期不吃精制糖。然后，两个星期、三个星期、一个月，甚至一生都不吃糖。

就这么简单，可以改变许多人的一生。

15

搭配断糖的健康饮食原则

　　减去饮食添加的精制糖，让胰岛素降下来而逐渐改变内分泌和脑神经的回路，从身体转化能量、搭建器官组织和发挥作用的分子代谢层面着手，可能是现代人自我疗愈和改善体质，最容易也最有效的起点。

　　在第 12 章，我分享了带领同事一个月的断糖计划，主要是提醒他们**不要吃添加精制糖的饮食**，包括酱料、咖啡、饮料都不要有糖。至于含有天然糖类的饮食像是水果，还是可以吃，只是要适量。而且要吃完整的水果，不要用果汁来替代。要大量采用蔬菜，而且最好是能带来活酵素与活成分的生菜。至于面、饭、面包这类淀粉类主食，只要没有添加额外的糖，也可以适量采用。

　　我也介绍他们**吃好的脂肪**，尽量一天吃两餐或一餐，而且**先吃蔬菜、脂肪和蛋白质，最后才吃一点淀粉类主食**。重点在于吃饱，**减少对胰岛素的刺激**。同时也带他们运动。

　　当然，减少胰岛素刺激也有不同的强度可以选择。代谢还有一

　　　　　疗愈的饮食与断食：新时代的个人营养学

定灵活度的人，单单**不吃精制糖**，已经让身体得到一些空间而可以修复、可以疗愈。对于多少已经有代谢症候群的人，减糖的力道可能要再加强，从不吃精制糖，再加**不吃精制淀粉**，或干脆改为**低糖饮食**，进一步控制糖和淀粉量。

要用怎样的强度来执行，是由个人的代谢灵活性（或说胰岛素阻抗的程度）来决定。如果不太清楚自己是什么情况，可以先从不吃精制糖开始，一两个星期后看看自己的反应，也许继续不吃精制糖就行，也可能必须加强减糖的力道——不吃精制淀粉，或者采用净碳水化合物低于 50 克的低糖饮食。

由于减糖在调整体质有关键的重要性，接下来我会用更多章节来介绍这三种减糖的方案。此外**这三种减糖方案是可以长期持续的饮食习惯**，无论长期不吃精制糖、长期不吃精制淀粉，或长期采用低糖饮食，都是行得通的。有些朋友会采用每天净碳水化合物 25 克以下（不带热量的膳食纤维仍应该多用）、脂肪占饮食热量 80% 的**生酮饮食**，在短期内进行更彻底的调整，调整后再回到低糖或不吃精制淀粉的饮食，这也是一种方式。

但无论采用什么方式，原则都是一样的：需要你充分理解方法，坚持进行一段时间，至少几个月，观察结果再进行修正。最重要的是轻松快乐地进行，用正向的心情来加持自己的努力，而自然得到正向的结果。

唯一要注意的地方是：如果正在吃降血糖药或用胰岛素，因为用药剂量和饮食的糖量有关，如果糖或淀粉减了，药没有减，可能导致血糖过低。**减糖，其实是糖尿病患最需要的生活调整**，但是**请务必和医师商量，请他协助你调整药物的剂量或给予建议**。

最重要的是：无论采用什么饮食，我都会提醒身边的朋友依照以下的健康饮食原则来进行。我先将这些原则一一列出来，至于背后的原理，我会在接下来的章节一一打开。

- 尽量采用完整、天然的食材，吃食物本来的样貌，也就是以原型食物为主。
- 要懂得采用热量密度足够的食物，不要让自己挨饿。
- 举例来说，脂肪的阿特沃特热量转换因子比碳水化合物与蛋白质都高，富含脂肪的食物也就是热量密度足够的食物。
- 调整饮食的比例：以前可能是吃一点菜配很多饭，现在改成吃很多菜，最后配一点饭。
- 饮食的顺序也很重要：从脂肪、蛋白质、蔬菜开始，最后才吃淀粉类。能帮助吃饱而又不会过度刺激胰岛素。
- 每一餐要有大量的叶菜类，能生吃是最好。新鲜蔬菜除了含有丰富的维生素和植化素，还可以提供膳食纤维，减缓饮食热量吸收的速度，也能改善肠道的微生物种类。
- 和蔬菜一起搭配大量的好脂肪，像是印度酥油、椰子油、牛油果油、橄榄油、坚果、稀奶油、起司。脂肪不太刺激胰岛素的分泌而可以减少血糖起伏，也让人不容易感到饥饿。
- 补充适量的蛋白质，像是豆类、坚果类、肉、鱼、蛋。全蛋的营养利用率是很好的，蛋黄甚至比蛋白更重要。选择小型的野生鱼，像是沙丁鱼、鲭鱼。肉类则可以选用放养鸡和草饲牛的肉。蛋白质需要较长时间来消化，能维持更长久的饱足感。
- 矿物质和微量元素是体内生化反应的催化剂。许多朋友会不断

疗愈的饮食与断食：新时代的个人营养学

地想吃点东西，很可能是因为身体很需要微量元素，适当补充可以让进食的欲望安定下来。

- 苹果醋、酸菜、泡菜、纳豆这些发酵食品里的糖，和一些可能带来过敏的物质，在发酵过程中已经被微生物消化掉，而对肠道健康有帮助。菇菌类的食物则含有丰富多糖体、魔芋也有大量甘露糖，都是肠道微生物所需要的食物。

- 水的重要性并不亚于我们每天所摄取的食物。好水，指的是来自天然，经过流动而更具生命力的泉水，不经人工处理，也没有各种人工化合物的添加。喝好水能让体内的化学反应在洁净的环境中进行。

16
不吃精制糖

有人说过"糖有 50 个名字"，也就是说在食品标签上，名字看起来不像糖、但其实是糖的成分竟然有 50 种之多。一个人要不吃精制糖，在不熟练时确实可能犯错，但知道了，把不适合断糖期间采用的饮食挪开就好。这也是适应过程的一种学习。

也正是因为如此，我带同事断糖时，会鼓励他们自己准备饮食。一样地，你如果能自己准备饮食，就能更好地掌握自己吃了什么，而从各方面做好管控。

这里所指的糖，主要是额外添加的精制糖和果糖。

✘ 糖，包括糖果、甜点、冰品、各式零嘴。

✘ 含糖饮料，包括天然和还原果汁、运动饮料、能量饮料、调味牛奶、豆浆、米浆、燕麦奶。

✘ 各种糖浆、糙米糖浆、麦芽糖、高果糖玉米糖浆。

✘ 各种含糖的酱料（一般带甘味的酱，例如番茄酱、美乃滋、五味酱、酱油膏、花生酱、果酱的制作过程，都需要加大量的糖）。

提醒：可以用含有天然糖类的饮食，像是少量的水果、蜂蜜。尽量不要使用代糖，即使不带热量，甜味本身会引发脑部和消化道的作用，反而让断糖变难。

你的无糖行动：

- ✓ 试试看，先花一点时间规划，整个星期都自己煮，不要叫外卖或外食。
- ✓ 清理冰箱和厨房，看看哪些食材、酱料和调味料有糖，把这些食材先摆到一旁或送人。
- ✓ 不要在家里储存现成的加工食品。
- ✓ 留意哪里可以买到新鲜而质量好的天然食物，也许是农夫市集、有机超市或当地的市场。

你的行动无糖方案：

- ✓ 在家用餐，吃自己亲手做的食物，可以参考第15章"搭配断糖的健康饮食原则"来准备饮食。
- ✓ 如果外食，可以依照同样的原则尽量点叶菜类为主的饮食，搭配适当的蛋白质，补充足够的好脂肪，略过甜点和加糖的饮料，并尽量少用现成的酱料。有些朋友会用便利商店的生菜色拉、水煮鸡肉、茶叶蛋和地瓜，搭配稀奶油或自己用小罐分装的牛油果油或橄榄油，这也是一种方式。

断糖一开始可能会让人觉得不对劲，也许是觉得没有精神，或本来并不特别在意吃什么，但一说要开始断糖，就满脑子都是糖，随时想吃糖或淀粉类食物。这一方面是因为我们多少有了糖瘾，另一方面也是身体的内分泌和代谢需要时间来适应，一般大约需要 3 到 4 天。等身体可以转过来，就不会那么依赖糖。

糖瘾比较重的朋友也不用懊恼，我们的脑天生就有可塑性，神经回路是可以改的。身体的动可以提高脑神经的可塑性，也会刺激脑源性营养因子，而对脑部的修复很有帮助。

断糖时，我们可以透过温和的运动来改善心情，转移非吃糖不可的冲动。如果一个人对生活里的人事物常感到压力，压力荷尔蒙偏高，也会提高血糖而刺激胰岛素，长期下来一样会导致胰岛素阻抗。除了运动，也可以透过静坐、放松、瑜伽，来学习管理自己的压力反应。

有些朋友会把断糖当作一个机会，在心理层面做一个清理，去面对自己的人生问题。我们都知道压力、冲突、无聊、寂寞，都可能让人会想靠食物来解决。透过断糖，我们可以对自己内心做一个重新的认识和清理。

如果你体会到断糖的好处，也懂了血糖和胰岛素过高可能带来的问题，而希望更彻底改善代谢症候群体质，你可以进入第二阶段——试着少用或不用精制淀粉。

17

不吃精制淀粉

一般人的三餐是以白米饭或面食为主，大多数人可能根本想都没想过要少吃面或饭。甚至提到不吃饭，还会担心营养不均衡。

前面提过，吃了白米饭、面食这类由精制过的淀粉所组成的饮食，很快就会转成血糖，而去刺激胰岛素。这对内分泌和神经系统造出的冲击，其实是和吃糖差不多的。

营养专家也因此提出了升糖指数（glycemic index, GI）的观念，来代表一项食物在吃进身体后，对血糖数值提高的影响力。一般会把吃下 100 克葡萄糖后 2 小时内的血糖增加值当作 100，而其他食物吃进去后 2 小时血糖增加值和它比较，也就是这个食物的升糖指数。

我相信许多朋友都听过所谓的低 GI 饮食。饮食愈少加工、膳食纤维含量愈高，升糖指数愈低。生菜低于煮熟的蔬菜；完整的水果比打成汁的水果，升糖指数低；全谷类的升糖指数低于白米饭，而白米饭又低于稀饭。

相反地，如果一个食物很容易消化吸收，而让血糖升得很快，这就是高升糖（高 GI）的饮食，自然也会快速刺激胰岛素，被过度刺激的胰岛素可能又让血糖下降太快。这种血糖的高低震荡，会让人的精神与心情也跟着饮食起伏，不要说不舒服，甚至会影响工作、学习与生活的注意力，个人表现也难以稳定。

一个人懂得采用低 GI 的饮食，不光对个人的稳定度有帮助，对于胰岛素阻抗或已经有的血糖问题、糖尿病，都会有好处。

回想第 15 章的健康饮食原则，你也会发现，**如果能采用天然的原型食物，以蔬菜为主，少吃或不吃白米饭和面食这类精制淀粉，并守住先吃脂肪、蛋白质与蔬菜的进食顺序，其实已经大致符合低 GI 饮食的原则，也就是减少对血糖和胰岛素的刺激。**

要进入减糖第二阶段的不吃精制淀粉，你的"不吃"名单如下：

× 精制糖，包括第16章谈到的各种糖。

× 白米饭、面包、面条、糕饼、各种米面主食（包括冬粉、米粉、面皮）。

这个阶段可以用全谷类如糙米，根茎类如地瓜、芋头、菊芋这类同时富含膳食纤维和淀粉的食物，来代替原本所使用的白米饭、面条等精制淀粉类主食。

许多朋友听过一个说法，糙米、地瓜、芋头煮过放凉后，里头的淀粉会变成抗性淀粉。抗性淀粉经过消化而转成血糖的比例比较低，也有膳食纤维的作用。

你可能还记得，前面提过淀粉是由葡萄糖所组成的。淀粉类食

疗愈的饮食与断食：新时代的个人营养学

物在煮过之后，淀粉分子和水分子结合，而在进入身体后，到胃和小肠被酵素接触到而消化，并以葡萄糖的形式进入血液，让血糖高起来，胰岛素也跟着升高。

煮过的糙米、地瓜、芋头放凉之后，里头一些本来和水分子结合的淀粉分子，又回到原本的状态，带着比较多的抗性淀粉，也就是吃进身体后不那么容易被胃和小肠吸收，所带来的血糖值和热量自然比较低。饮食中的抗性淀粉会比较完整地进入大肠，被微生物当作膳食纤维一样来运用。整体来说，是一种比较低热量而同时对肠道友善的食物。

但即使如此，全谷类、根茎类和抗性淀粉，都不要摄取过量，虽然转成血糖的比例比较低，过量的淀粉还是会造出过量的血糖，也就抵消了你断糖的效果。

此外，有些朋友会因为睡不够而吃得多。这从内分泌的角度来说是合理的。前面提过，一个人如果没有睡饱，身体分泌的瘦素会减少。大脑收不到足够的"吃饱了"的讯号，也就会继续进食。这时候需要的可能不是吃饱，而是睡饱。

当然，每个人代谢僵化的程度不同。有些朋友可能会发现即使不吃糖、也不吃精制淀粉，带有抗性淀粉的饮食还是会让你饭后昏沉，或者血糖、胰岛素的指数仍然是高的，也可能你还需要再减几公斤的体重，那么你大概需要进入第三阶段的低糖饮食，更进一步控制淀粉类饮食的量。

18
低糖饮食

这里所谈的低糖饮食，有人会称为低碳水化合物饮食或低碳饮食，透过比较严格的限制，更彻底去改善胰岛素阻抗和对糖上瘾的情况，而能调整体质。

低糖饮食的原则，和前三章所谈的大致相同，以天然、原型的食物为主，唯一的差异是把糖和淀粉减到一天 50 克以下，大约是 1 碗饭的分量。

我在下一页列出一些常见饮食的碳水化合物含量，我们回想一下自己一天的饮食，大概就可以估算出目前的摄取量，而可以评估哪些食物应该减量，改用大量的蔬菜搭配含有好脂肪的饮食，例如椰子油、印度酥油、坚果、橄榄油、牛油果油、起司、蛋、鱼、肉类。当然也可以在不同的主食做选择，比如说，如果当天吃了面食，就不要再吃白米饭；或吃了甜食就要略过白米饭，反过来也是一样的。

疗愈的饮食与断食：新时代的个人营养学

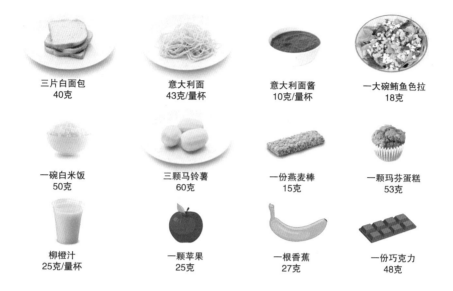

三片白面包
40克

意大利面
43克/量杯

意大利面酱
10克/量杯

一大碗鲔鱼色拉
18克

一碗白米饭
50克

三颗马铃薯
60克

一份燕麦棒
15克

一颗玛芬蛋糕
53克

柳橙汁
25克/量杯

一颗苹果
25克

一根香蕉
27克

一份巧克力
48克

　　用餐顺序和前面谈到的一样，先取用搭配好脂肪的蛋白质和蔬菜，吃到满足后，如果只是不吃精制糖，就将淀粉类留到最后吃；如果是低糖饮食，这最后的淀粉类主食要留意分量。这样的进食顺序能帮助我们减少对胰岛素的刺激，至于少刺激胰岛素可以带来哪些健康的好处，我相信经过前面几章，你已经明白了。

　　我一再强调，饮食调整要吃饱，也要吃得好。调整饮食时，如果一下子减去太多热量，造出很大的热量赤字（吃进去的热量比消耗少很多），这对身体是一种危机，而它自然会将一些不那么紧急的功能给减缓或停止，与生殖有关的功能就是一例。有些女士的体质对热量赤字很敏感，生理期可能会受到影响。

　　所以我才会介绍那么多方法，帮助**在断糖、低糖饮食期间，补充大量的好脂肪**。一方面是为了带来饱足感和满足感，而减轻饥饿感的不适，另一方面也是让身体正常运作，包括女士的生理周期得到保护。

前面谈到在减糖的第一个阶段，不吃添加的精制糖，还可以吃适量的完整水果。但进入低糖饮食，是为了更严谨地控制对胰岛素的刺激，不光水果的分量要谨慎，所有的糖和淀粉都在控制之列。

每个人原本的饮食习气不同，有些人可能觉得少了饭面主食就不太对劲。这样的朋友还有一些口感近似但低糖的天然饮食可以搭配，像是白花椰米、魔芋米、魔芋面、豆腐面。这些食材不光热量很低，所含的膳食纤维和葡甘露聚糖，更是对肠道微生物友善的成分。

要注意的是，有些人会以为低糖饮食或说低碳水化合物饮食，要控制所有的碳水化合物，包括膳食纤维。这观念其实是错的，**要控制的其实是糖与淀粉，这都是会带来热量、刺激胰岛素的净碳水化合物。**

虽然膳食纤维也是一种碳水化合物，但基本上不能被人体作为热量使用，不会纳入净碳水化合物来计算。所以叶菜类的饱足感没有热量负担，所含的膳食纤维也是维持肠道健康的重要营养，我一向都鼓励调整饮食的朋友优先采用。

大多数人一生对面、饭主食的依赖相当重，要进入减糖第三阶段的低糖饮食，一般人都会担心。但即使完全不吃糖和淀粉，身体仍然有足够的肝糖和脂肪可以作为能量来源，肝脏也还有制造糖的能力。这些体内本来就有的糖，在身体切换到燃烧脂肪之前，还够维持好一阵子。身体一旦开始燃烧脂肪，就有丰富的体内脂肪和饮食脂肪作为燃料，更是不需要担心。

低糖饮食调整期间，需要注意的事项和前 3 章是一样的，也要守住第 15 章讲的健康饮食原则。

其他需要注意的是：每个人代谢失衡的程度或代谢灵活度不同，有些人只要不吃精制糖就有明显的变化，有些人可能要进展到低糖饮食才能感受到以下的好处。通常坚持过前三四天，就会开始感受到：

- 不那么随时想吃东西，因为胰岛素不再随进食而高高低低，断糖让胰岛素分泌降下来，血糖也变稳了。

- 体重下降。

- 比较少感受到饥饿。

- 心情变好，比较不焦虑，也不那么容易忧郁。

- 注意力更能集中，头脑更清明，做事效率更高。

- 精神变好。

- 吃东西会觉得味道不太一样，因为脑建立了新的回路，让你能尝出天然的真食物的味道，而过去很享受的甜点，现在变得太甜，反而会觉得腻。

长期下来：

- 身体开始燃烧脂肪，使用酮体作为能量来源，并进行修复。

- 三酸甘油酯、血糖数值都会下降，一般用来诊断糖尿病的指标糖化血色素HbA1c的数值，也会得到改善。

- 身体少了糖，各种蛋白质（包括血色素）被糖化的程度都会降低，可以减缓各种老化的现象，包括发炎。

- 胆固醇的指数会得到改善。

- 血压下降。

- 脂肪肝变轻微。

- 可以逆转二型糖尿病。

- 整体健康好转，心脏病、中风、癌症、失智、肾衰竭的风险都降低。

- 改善免疫功能，更能面对各种病原的威胁。

疗愈的饮食与断食：新时代的个人营养学

19

脂肪与胆固醇：长期受到误解的必需营养素

虽然我前面提到，在减糖的时候应该大量用好的脂肪，让脂肪在饮食调整的过程带来保护，但可能到现在，你还没有意识到脂肪是多重要的营养素。

这是难免的，毕竟有那么多专家、媒体、广告甚至朋友和家人都在告诉你，要远离饱和脂肪与胆固醇，才能保护你的心血管。

但是，这是真的吗？大多数人在给这些建议时，其实没有意识到即使低脂饮食成为主流，饮食也用植物多元不饱和油取代饱和脂肪，但肥胖、代谢症候群、糖尿病、心血管疾病，并不像当初专家所期待的那样消失，甚至在某些国家还愈来愈严重。

低脂饮食的建议，不只让人走向以糖类为主的饮食，造出肥胖和胰岛素阻抗，需要透过断糖或低糖饮食来做修正，也让现代人的发炎体质愈来愈显著，带来各种莫名的疼痛与不舒服，让身体组织长期受损而提早老化。

其实脂肪和胆固醇是组成我们身体的重要成分。每一个细胞都需要脂肪和胆固醇才能建立细胞的边界，并且让细胞膜上的蛋白质和分子发挥作用，调控物质和信息的进出。而且就算完全不吃胆固醇，身体还是会不断合成，来执行必要的生理功能。胆固醇过低还会影响寿命，也让头脑退化。

说到底，大众对脂肪和胆固醇的恐惧和排斥，是来自一些过度或片面的推论。我在第 1 章简单谈过美国社会排斥饱和脂肪、推广低脂饮食的由来，在这里就从胆固醇开始。

1985 年，我参加第三届的怀特海生物医学研究所研讨会（Whitehead Institute Symposium）。怀特海生物医学研究所是由 1975 年诺贝尔生理学或医学奖得主巴尔的摩（David Baltimore）于 1983 年在麻省理工学院创办的研究中心。巴尔的摩后来也担任过洛克菲勒大学校长。怀特海生物医学研究所是一个财务运作完全独立的研究中心，集结生物医学领域的精英，而这个研讨会更是生理学或医学领域的一大盛事。

这一届的研讨会有一个小插曲。当时正是宣布每年诺贝尔奖得主的季节，每年谁会得奖，都是学术顶尖领域闲聊时的话题。研究胆固醇代谢调控研究的布朗（Michael S. Brown）和戈尔茨坦（Joseph L. Goldstein）也在热门人选之列。研讨会期间，他们刚知道自己得到诺贝尔奖，其中一位激动到让刮胡刀刮伤了脸，下巴还贴着 OK 绷。我和他们都是研讨会的讲者，虽然现在记不得是哪一位刮伤，但这件事自然在心里留下很深的印象。

我还记得，这一届研讨会被顶尖的《科学》期刊特别报导[1]，

---

[1]　Marx, J. (1985). A potpourri of membrane receptors. *Science*, 230(4726), 649–651.

这并不是一般学术研讨会能得到的待遇。报导提到他们的胆固醇代谢调控研究，也谈到我的研究。当时我还很年轻，是去讲免疫细胞怎么消灭肿瘤细胞的机制。能与两位诺贝尔奖得主在报导里并论，也说明了科学界对于肿瘤治疗和免疫研究的重视。

回到这两位专家的研究，家族性高胆固醇血症是一种罕见遗传疾病，患者血液里的胆固醇很高，手脚会有明显的脂肪沉积块，在很小的年纪就有心脏病和各种心血管问题，这两位学者因为解开这个疾病的机制而得到诺贝尔奖。他们发现如果细胞上的低密度脂蛋白受体（LDL 受体）不够，无法将血液里的低密度脂蛋白 LDL 和其上的胆固醇带走，就会让人有这种很特别的高胆固醇血症。后来延续他们的研究，也就有了斯达汀类（statins）降胆固醇的药物。

这个罕见疾病是在 20 世纪 40 年代发现的，再加上 20 世纪 10 年代早期一些不成熟的动物实验结果指出，喂食大量的胆固醇会导致动脉粥状硬化，让 20 世纪 50 年代急着找出原因解释美国心脏病发作率为什么不断提高的学者有了一个说法，也就是认为饮食胆固醇过高，会导致心血管疾病。

这些现象确实存在，然而，将结论套用到人类饮食，其实是过度推论。首先，那些初期的动物实验并不理想，无论执行或规划都有重大的缺失。当时的科学家不太会处理胆固醇，喂食给动物的往往是已经氧化的胆固醇，后来才知道摄取氧化后的胆固醇更容易造出发炎。此外，虽然是实事求是地想探讨饮食胆固醇和动物的心血管反应，但所采用的实验模型却是以草食为主，不会代谢肉类胆固醇的兔子。这个选择在模拟胆固醇代谢上就已经失真，也难怪这些实验动物负荷不了所喂食的劣化胆固醇，造出了血管的问题。

另一方面，作为范本的人类遗传疾病，是一个相当极端的情况，所累积的胆固醇量跟一般人根本不在同一个范围。更重要的是，这种疾病是患者先天性胆固醇代谢异常，跟饮食摄取完全没有关系。

一般情况下，我们用餐后，饮食的脂肪和胆固醇经过消化，会包裹成乳糜微粒进入血液，将脂肪酸和胆固醇送到需要的组织使用，或带到肝脏去处理。

就像下图所表达的，乳糜微粒被肝脏吸收后，会转成含有90%脂肪的极低密度脂蛋白（VLDL），VLDL密度很低、体积大，基本上漂浮在血液里，不会沉淀在血管壁内皮细胞的缝隙。随着脂肪酸在血液中释放，VLDL在"脱脂"后成为含有80%脂肪的低密度脂蛋白，将胆固醇带给需要的细胞。LDL经过一再地"脱脂"，密度变高，也就成为含有40% ~ 65%脂肪的高密度脂蛋白，将胆固醇载回到肝脏回收再利用。

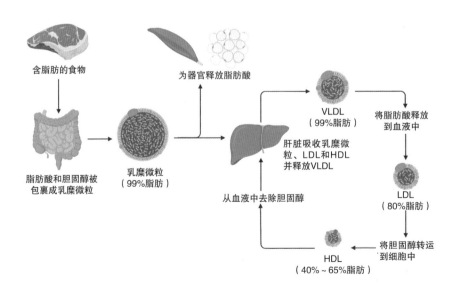

疗愈的饮食与断食：新时代的个人营养学

一般人会将高密度脂蛋白 HDL 称为"好"胆固醇，而将低密度脂蛋白 LDL 称为"坏"胆固醇。但 HDL 和 LDL 就像左页图所表示的，只是运送胆固醇的载体，它们和胆固醇都是身体所需，本身并没有好坏之分。

HDL 主要将胆固醇送回肝脏去回收，而 LDL 则是承载胆固醇，由肝脏出发前往身体各处去修复组织，说胆固醇是救命的分子，一点都不为过。过去的专家只因为 LDL 会在发炎的地方出现，就把它认定是"坏"的胆固醇，这种说法就像把出现在火场救火的消防队员当作放火的现行犯，完全是错误的标签，倒果为因。

就正常的生理运作来说，胆固醇对于修复细胞膜的完整和功能是必需的。现在也有愈来愈多研究发现，身体受病毒感染时的激烈免疫风暴，和少了胆固醇的作用，有很大的关系。

身体如果有发炎的情况，LDL 自然会提高，这是因为身体修复而需要，这时需要的是找出发炎的原因，帮助身体减轻发炎反应。一些抗氧化的饮食，像是含有微量元素硒的巴西坚果，或有各种多酚类的姜黄、姜、羽衣甘蓝、亚麻籽、印度醋栗都可以帮助身体降低发炎的负担，反而能让 LDL 胆固醇降下来。

身体如果转向采用脂肪作为热量，像是断食或生酮饮食，也会提高总胆固醇的数值，这是进入脂肪代谢自然的现象。但我们并不需要为个别项目数值提高而担心，重点还是比例，总胆固醇与 HDL 的数值比例就是一个可以参考的实例。无论个别数值高低，两者的比值小于一定数值（例如 3.5 或 4，要同时考虑性别和其他风险因子），就代表还在安全范围内。若三酸甘油酯高，HDL 低，那么心血管疾病风险是高得多。

另外，也要注意 omega-6 和反式脂肪偏高的情况。已经有研究指出，比起胆固醇，用一个人血液中 omega-3 与 omega-6 的比例作为指标，可以更好地预测心脏病发作或致死率。

现在一般人只注意单一项目的数值，一看到总胆固醇或 LDL 的数字偏高，就想用药物把数字降下来，而忽略了整体的状况，甚至因此造出肌肉和肝脏更多的损伤、二型糖尿病、记忆退化、乳癌等问题。

只从单一指标看健康，就像从钥匙孔想看清门外的全貌。是的，你所看到的现象是真的有，但是不是有足够的代表性？在整体的角色又是什么？这样的问号一定要保留在心中，才不会让自己走偏。

几十年来，为了大众的健康，我需要不断做这么长篇大论的解释，只能感慨现代的饮食指南竟然可以错到这个地步，为了一个轻率的"饮食脂肪→心脏病"假设，把这么重要的营养素排斥在健康饮食之外。

人类认为自己的努力可以克服自然，这种一厢情愿的观点，并不符合事实。我们已经看到一个世代的人为了克服疾病，造出一整套饮食指南，结果不但没有带来解答，还将错误面扩散得更广，也许几个世代都修正不回来。

回到科学的讨论，研究结果本身不是什么问题，问题是我们想要将一个复杂多层面的现象简化到单一个层面，甚至希望简化成单一个因子，也就当然造出扭曲，甚至扩大成时代的误解。

右页的三张图，分别是1984、1999和2014年《时代》杂志的封面。透过媒体的聚焦，反映专家在不同年代对胆固醇和饱和脂肪的看法。

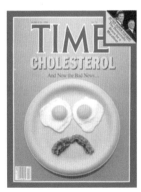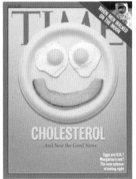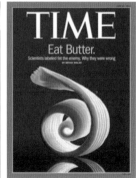

美国的专家从 20 世纪 60 年代开始，排斥动物性饱和脂肪，1980 年透过政府发布饮食指南，到了 1984 年透过媒体提醒大众别再吃蛋和培根。1999 年，胆固醇首先得到平反，《时代》杂志封面提示我们可以安心吃蛋。到 2014 年，主流媒体开始意识到，或许过去对脂肪的想法全都错了。

然而五六十年留下的印象，并不是一夕之间能消除的。当时我回到中国台湾，和在美国面对的情况一样，许多专科医师对于我鼓励摄取饱和脂肪，不需要害怕胆固醇的说法，非常不以为然。现在又经过了这么多年，有些医师已经在默默修正自己的观念，但还是有些医师仍然坚持自己的观点。

专业人士都已经是如此，根深蒂固落在大众心里的观念要修正，更是需要时间。我才会放慢脚步将这些论点一点一点陈述出来，你只要愿意拿自己做实验，观察自己健康的变化，早晚会得到你自己的结论。

20

Not All Fats Are Created Equal.
不是每一种脂肪都是平等的

胆固醇是如此，脂肪的作用，从能量转化到内分泌，更是方方面面在支持我们的生命。

脂肪很重要，但并不是所有脂肪都是等价的。谈到脂肪，许多朋友可能会以为我要推荐大家多吃植物性不饱和油，但其实不是这样的。我更注意大家所摄取的饱和脂肪是不是足够，最多是提醒尽量采取纯净来源的脂肪，像是冷压初榨的椰子油或草饲的有机稀奶油。

同样来自植物的油，果实油（如椰子油、橄榄油、牛油果油）与种籽油（如玉米油、大豆油、棉籽油、葵花籽油、芥花油）的营养价值完全不同。如果你还记得我在第 12 章的提醒，就会知道果实油比种籽油健康许多。

接下来我会提一点生化的名词，但你不需要紧张，这些知识最多只是反映脂肪的一些化学特性，以及在能量代谢上的意义。你只要有印象，知道这些名词能帮助你区分不同的脂肪，也就够了。

一般谈到脂肪，多少会提到脂肪酸的长度，大致的区分有**短链**

脂肪酸、中链脂肪酸和长链脂肪酸。简单来说，**愈长的脂肪酸带有愈多能量，也愈不溶于水，而需要包裹成乳糜微粒，才能从肠道运送到血液。**

饮食含的脂肪主要是中链和长链脂肪酸；而饮食里一些非脂肪的成分，经过肠道微生物的代谢，可以产生一些更短的脂肪酸，例如膳食纤维经过微生物的作用，可以产生 4 个碳的酪酸（butyrate），被结肠壁细胞作为能量使用。

下面这图就是酪酸这个短链脂肪酸的分子结构。为了简化，链上的碳原子不会特别标示出来，我们只要看到折点就是碳原子的位置。这一条折线，化学家称为碳链，也就是一连串的碳。

酪酸（4个碳）

许多人都听过中链脂肪酸，市面上的 MCT 油（medium-chain triglycerides）就是中链脂肪。这是一种经过纯化、长度适中（6～12 个碳）、既溶于水也溶于油的脂肪。**MCT 油在摄取后不需要经过乳糜微粒运送，可以直接进入血液到肝脏代谢成酮体，作为脑和身体细胞的能量来源。**

在天然油脂中，椰子油含有丰富的中链脂肪酸，如 8 个碳的辛酸和 12 个碳的月桂酸。冷压的椰子油没有经过太多的纯化步骤，还保留了其他天然营养，是很干净的中链脂肪酸来源。正因如此，十几年前我在中国台湾特地请同仁提供最纯净的冷压初榨椰子油，来支持神经医学专家为儿童癫痫设计的生酮饮食治疗方案，后来也发现许多小朋友的癫痫发作都有所改善。

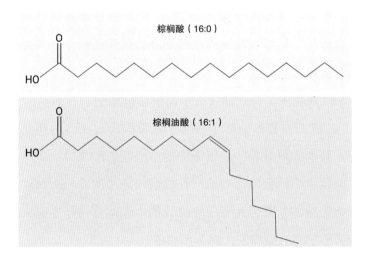

辛酸（8个碳）

月桂酸（12个碳）

　　除了碳链长度，谈脂肪会提到的另一个特质就是有没有双键，一般用饱和、不饱和来表达。虽然这种饱和不是吃饱的饱，但如果你还记得，我在第 6 章提过，饱和的油会比较快让人觉得吃饱，这是蛮有意思的巧合。

　　饱和，指的是脂肪酸碳链中，碳原子可以连接氢原子的位置全占满了；如果还有些碳没有足够的氢原子，碳和碳之间就是双键，而称为不饱和脂肪酸，分子构形会多出一个弯度。综合碳链长度和双键这两个特点，像棕榈酸这样 16 个碳长的饱和脂肪酸，会标示为 16:0；而棕榈油酸这样 16 个碳、带有一个双键的单元不饱和脂肪酸，则标为 16:1。这两种脂肪酸都是长链脂肪酸。

棕榈酸（16:0）

HO

棕榈油酸（16:1）

HO

　　　　　　　疗愈的饮食与断食：新时代的个人营养学

像棕榈油酸这样带有单一双键的脂肪酸，称为**单元不饱和脂肪酸**；如果带有多个双键，就是**多元不饱和脂肪酸**。双键愈多，脂肪愈容易被氧化。我们会在一些植物种籽油开瓶一段时间后闻到氧化的油耗味，不光味道不佳，对身体也带来负担。这是我们前面谈到植物多元不饱和油并不那么健康的原因之一。

　　也有人会用双键的位置来区分脂肪酸。前面我们谈过 omega-3 和 omega-6 对发炎体质的不同影响，3、6 这类数字就是代表双键出现的位置。Omega（ω）指的是从甲基端（–CH3）数过来的方向，抗发炎的 omega-3 是在甲基端数来第 3 个碳后有双键，而促发炎的 omega-6 则在第 6 个碳后。

　　许多人并不知道，吃油不见得会在血液里看到大量的油，反而是我们透过饮食所摄取的过量糖和淀粉，会在肝脏转化为"三酸甘油酯"（triglycerides），而透过乳糜微粒进入血液。一般健康检查会量测的血脂肪，就是血液中的三酸甘油酯，这是碳水化合物代谢后的产物。吃碳水化合物过量的人，血液是浑浊的，也就是有许多三酸甘油酯在里面的缘故。**一个人如果能减少碳水化合物的摄取量，也就能改善血脂和体脂过高的情况。**

　　三酸甘油酯的结构，就像下页的图所表达的，是由一个甘油分子与三个脂肪酸分子结合成的酯类。如果里头的脂肪酸分子是长链的饱和脂肪，因为容易排列整齐，室温下为固态；如果是中短链的饱和脂肪或不饱和脂肪，则主要是液态。

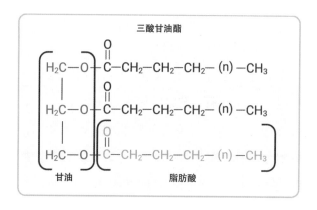

三酸甘油酯在经过酵素水解后，所得到的脂肪酸可以进入细胞的粒线体燃烧，而产生细胞所需的能量。我在前面也提过，脂肪酸愈长，带有愈多的能量。你不用担心剩下来的甘油分子会被浪费掉，它还能被身体进一步转换成葡萄糖，一样可以在体内燃烧而得到能量。

脂肪燃烧的第一个步骤，是"β–氧化作用"（beta oxidation）。读到这里，我相信大多数朋友都没想到科学家还会去区分不同的氧化方式，特别指出是 β–氧化作用。其实这种精确，正是推动科学技术发展的动力之一。

如果你有勇气继续，可以搭配右页图来读这一段。这种被细胞拿来取得能量的氧化作用，会从脂肪酸的"碳氧双键"（羰基carbonyl group）开始切掉两个碳，剩下的碳链的"头"，就是从原本碳氧双键数过来第 2 个碳，也就是 β 碳，而这个 β 碳会再被氧化成碳氧双键。知道了这一点，你可以说自己已经在通往专家的路上了，毕竟这就是这个氧化作用名称的由来。

β - 氧化作用每切一次，就会得到能量分子 ATP，所得到的电子和其他产物还能再送到粒线体的另外两条生产线（下页图左的电子传递链、图右的 Krebs 循环）进行二次燃烧，产生更多能量分子 ATP。是这样，粒线体才会被称为是细胞的发电厂，可以提供细胞运作的能量。

一个 16 个碳的棕榈酸，可以产生 107 个 ATP。碳链愈长，β - 氧化作用能切愈多次，得到愈多可以燃烧的材料，取得更多能量。

因为分子形状不同，饱和脂肪与不饱和脂肪进入粒线体燃烧的效率并不一样。饱和的棕榈酸进入代谢，β - 氧化作用可以沿着碳链一路进行下去；而不饱和的棕榈油酸碳链上带有一个双键，粒线体必须额外投入其他酶素，来调整眼前的脂肪酸结构，才能继续进行 β - 氧化；如果是带有更多双键的多元不饱和脂肪酸，燃烧的过程会需要进行更多额外的步骤。

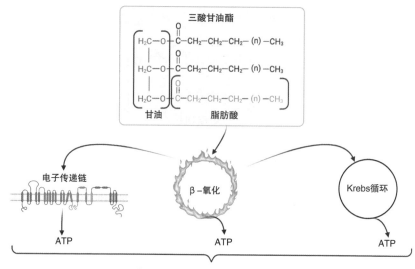

一个16个碳的棕榈酸=107个ATP（能量）

从身体取得能量的角度来看，饱和脂肪的燃烧比不饱和脂肪直接而有效率。这是生化上的事实，但大多数人受到专家鼓吹不饱和油的影响，根本连想都不会想一下饱和脂肪的好处，甚至还把饱和脂肪当作"坏"的饮食营养，这真是不可思议。

你大概会很惊讶，一本谈饮食的书为什么要谈这么多生化反应的细节，几乎让你想起了中学时期没完没了的考试。放心，我不会出题来考你，但对于讲究理性的朋友，我相信这些说明能帮助你了解，为什么饱和脂肪能帮助你得到健康，而安心从饱和脂肪得到能量和保护。

许多朋友都听过反式脂肪对健康有害，但坦白说这并不是眼前需要特别关注的重点。毕竟反式脂肪已经成为大多数地区的管制项目，由法规来强制食品业者必须标示，所以除非是制造来源不明的食品，否则不用过度担心。

现在要留意的不良脂肪，反而是一些表面看来健康的油，像前

疗愈的饮食与断食：新时代的个人营养学

面提到的植物种籽油，以容易氧化的多元不饱和脂肪酸为主，促发炎的 omega-6 比例偏高，萃取过程复杂，高温烹调都可能造出的额外化学产物，这才是更需要关注的。

尽管如此，从下图可以看出，反式和顺式还是一个说明分子形状对生化反应影响的好实例。天然不饱和脂肪酸是顺式，也就是双键前后的碳原子是位在同一侧，而让脂肪酸分子多出一个弯度；反式脂肪在双键前后的碳原子位于不同侧，不会造出弯度。这种没有弯度的双键，是人体酵素无法处理的，β–氧化作用会中断，残留下来的脂肪酸只好继续囤积在身体。

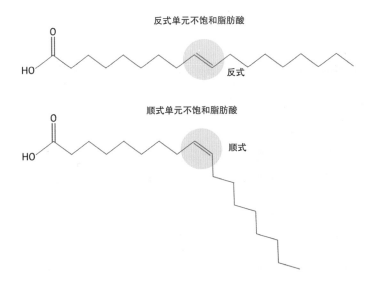

看到这里，我相信你已经明白，其实根本不需要一味地排斥脂肪，重点是**懂得善用稳定而干净的饱和脂肪与单元不饱和油，并避开会导致发炎、容易氧化、造出代谢负担的 omega-6、多元不饱和油与反式脂肪。**这么做，能让我们从饮食脂肪得到保护的效果。

21
脂肪的保护力

前面谈过，和碳水化合物与蛋白质相较，脂肪是一种高热量密度的营养素。这一点，也许和我们之所以是现在的我们有关。

有科学家从能量和代谢的数据，推算每种动物的体型和器官比例，并从脑部的比例来解释，为什么早期的人类可以在艰困环境胜出，经过演化存活下来，成为现代的我们。

有一种解释是这样的：脑的运作很耗能，一个生物要吃得到足够能量，才足以支持脑充分发挥作用。在采集和狩猎的年代，如果能透过一些肉类和脂肪取得足够热量，是早期人类得以支持脑的运作而取得生存优势的条件。毕竟从身体构造来看，人类的肠道比起牛、羊、马等草食动物偏短，腹部空间比起同为灵长类而完全素食的黑猩猩也小得多，无法让够多的植物纤维在肠内发酵，来取得足够能量。

这种说法很有趣，不能说人类演化是为了来吃肉的，而是反过来，演化过程一点偶然的发生，让原始人类靠着肉类和脂肪得到了生存的优势。

当然，现代人的生活条件和早期人类完全不同。人类靠着智商，早已脱离要躲避野兽猎食的日子，现代社会大多数人也不再需要大量的体力劳动，不必汲汲营营于热量，反过来还要留意营养过剩的问题。

但经过演化留存下来的生理代谢机制，并没有多大改变，身体和大脑要运作顺畅，保持体力、精神和心情稳定，还是少不了胆固醇和饱和脂肪。

Lucy是我多年前在一个大场合认识的一位女士，当时她正进入更年期，热潮红的症状很强烈，时常半夜发作，又热又痒，十分不好受。但最严重的是，感觉头脑不像往常一样清晰，就好像总被一层雾遮着，混混沌沌的。她想采用荷尔蒙补充疗法，想知道我从专业会怎么看。

对我而言，透过荷尔蒙补充疗法，调整黄体素和雌激素的比例来克服更年期的症状，并没有不好，但我跟Lucy说可以先从饮食调整开始，作用会比较全面。

由于她很明显体重过轻，体内脂肪缓冲不够，荷尔蒙变化造成的感受落差更是明显。这是我在台湾女性身上常见到的情况，台北身心灵转化中心的同仁，和一些有肿瘤的朋友，都听过我一再提醒这一点。我跟她说可以采用月见草油，里头含的一些脂肪酸和其他成分，可以帮助改善发炎和更年期症状，对女士生理期的各种不舒服也有缓解的效果。另外我也建议她多摄取一些脂肪，不需要达到生酮饮食热量有80%来自脂肪的地步，只要多摄取一些就够了。

当然我也问Lucy是不是吃素，毕竟对素食的朋友就不需要谈从肉类补充脂肪，最多是建议用椰子油这类植物性饱和脂肪，而少用平常炒菜、油炸的植物种籽油。但她没有什么特别不吃的，也刚好爱吃肉。我告诉她可以多吃点肉，尤其是脂肪多的草饲牛的肉。当场还有其他医师，我看得出来他们对这样的建议相当惊讶。

三四个月之后，我们在其他场合又见到面，很明显，她体重增加了一些，比较圆润。她见到我非常高兴，告诉我她热潮红的症状已经不再，头脑又恢复往日的清楚，生理期也恢复正常。可见脂肪的保护，对女士是相当重要的。

脂肪就是这么重要的营养素，除了是重要的热量来源、细胞膜的重要组成，也是许多内分泌和体内讯息调控分子的前驱物。一套强调健康的饮食指南，竟然将这么重要的成分排除在外，以后的人回顾起这段历史，一定会觉得不可思议。

只要遇到女士正在更年期的转换阶段，我几乎都会提醒她们脂肪的重要。我还遇过一位在娱乐圈很知名的女士，也跟她这么建议。此外她也规律用跳床做运动，很轻松就让身体的淋巴循环活络起来。当时她已经54、55岁，生理期仍然正常，而外表看来就像30几岁。

我从《真原医》开始，希望带给大家的也就是这些抗老化的生活习惯，只要照着做，自然活得健康愉快，即使上了年纪仍然灵活而精力充沛。这些生活习惯调整能带来的好处，近年也得到了分子医学的证据。这说明了从习气改变着手，是可以从身体最基本的分子层面得到转化。

22

蛋白质很重要，但不是每天都需要

脂肪、蛋白质、碳水化合物这三大营养素虽然都带来热量，但进入身体后的反应是截然不同的。**吃过多的碳水化合物反而让人容易饿，脂肪比较能带来饱足感，而蛋白质是最快让人感觉吃饱的饮食**。在饮食调整时，脂肪加上少量的蛋白质，是一个能很快止饥的方式，而淀粉和糖类这些碳水化合物，则是最容易让饥饿感反扑的选择。

这也是为什么我在前面带着同事断糖实验时，会让他们多用脂肪和适量的蛋白质来搭配大量的蔬菜，毕竟能吃饱、吃好，身体才有足够的能量进一步调整代谢，而不会在饮食调整的过程中一直被饥饿感打扰。

然而，我也时常提醒身边的朋友，不要把蛋白质当作饮食主要的热量来源。和脂肪与碳水化合物相比，蛋白质的结构复杂得多，身体需要耗用更多能量，才能完成蛋白质的消化与代谢。举例来说，身体将尿素从饮食蛋白质分离出来就需要耗能，这让从蛋白质得到的 100 大卡，只剩下 70 大卡能真正被身体所用。我们吃进去的蛋白质，要被用来汰换掉皮肤的角蛋白、更换维持细胞形状的细胞骨骼。超过这所需的蛋白质会转为葡萄糖、肝糖和脂肪，作为能量来储存。

大家现在都知道上了年纪肌肉流失（肌少症）的严重性，自然会提醒年纪大的朋友要多吃蛋白质。这个观点大致是正确的，但可以说只是部分正确。

正确的部分在于，是的，**对于运动量非常大的健身家，补充蛋白质能快速让肌肉长出来；然而，对于年纪大的朋友而言，锻炼比补充更重要。只有透过运动，才能留住饮食里的蛋白质。**

对我而言，**运动的目的是调整代谢**，倒不是为了培养巨大的肌肉。许多追求健身的朋友，认为从饮食取得蛋白质的效率不够高，会补充乳清蛋白或其他蛋白粉。这里我想提醒，牛奶的蛋白质是很多人的过敏原，自己要懂得留意。此外，大多数人并不需因为多做几组健身动作就额外补充蛋白质，坦白说，就连一般饮食的蛋白质都可能已经过多。

其实正常饮食的情况下，一般人是不会吃下太多蛋白质的。吃多了，自然感觉到不太好消化而会停下来。有些专家认为这是身体在和我们打招呼，不要因为吃下太多蛋白质而造出代谢的负担。

如果真的因为饮食缺乏而需要补充蛋白质，别忘了鸡蛋。鸡蛋所含的蛋白质，是比较容易被身体运用的。有些专家会用"营养运用效率"来表达，也就是说蛋白质被吃进身体后，有多少比例能被转为身体组织的一部分。

以营养的运用效率来说，吃一颗全蛋，48% 的蛋白质可以被用

疗愈的饮食与断食：新时代的个人营养学

到身体里去建造肌肉和必要的组织，肉类的利用率是 30%，豆制品 17%，乳制品包括乳清蛋白是 16%，而螺旋藻是 6%。值得注意的是，如果略过蛋黄只吃蛋白，少了脂肪和胆固醇的辅助，蛋白质利用率反而下降到 17%。

当然，营养运用效率只是其中一个层面。从别的角度来看，植物蛋白有相当多的好处，我知道许多优秀的运动员和健身专家是素食主义者，透过植物就得到足够的蛋白质和各种营养；对于已经有肿瘤问题的朋友，我也会建议他们采用植物蛋白质，减少动物蛋白质带来的刺激。

如果没有特殊的健康或其他顾虑，好的鸡蛋，例如放养鸡（而非笼饲鸡）的蛋，是很好的选择，不需要另找昂贵的替代品。只是一般人因为观念错误而排斥胆固醇，都以为应克制每天吃蛋的数量，也就忽略了这容易取得的蛋白质来源。

回到补充蛋白质，一天要补充多少呢？首先，身体虽然需要蛋白质，但就连人体无法自行制造的必需氨基酸都**不需要每天补充，身体会先从汰换下来的组织回收蛋白质来利用**。再加上每个人身形大小不同，所需要的蛋白质量也不一样。一般来说，70 公斤的人每天约需 20 ~ 30 克的蛋白质。

以一颗含 7 克蛋白质的全蛋来计算，即使只依赖鸡蛋作为蛋白质来源，一天 4 颗蛋就足以满足大多数人对蛋白质的需求。如果摄取更多，从蛋白质吸收率和各种代谢指数来看，并没有更多的益处。我们所摄取的蛋白质**倘若无法转化为身体组织，会经由糖质新生作用而转为糖类。没有消耗掉的糖，只好再转为脂肪来储存**。

我在第 12 章的断糖实验，鼓励同事用大量脂肪取代糖，至于蛋白质适量就好，并不强调要多用。一方面是因为前面谈到的，身体对蛋白质的需求量其实不高，过量反而造出肾脏负担；另一方面正是因为蛋白质还是会刺激胰岛素，而过多蛋白质早晚会转成糖、肝糖或脂肪，反而抵消减糖的效果。

摄取蛋白质除了要搭配运动，也不应该让蛋白质变成主要的热量来源。长期的高蛋白饮食并不是身体的常态，还会造出代谢的负担，加速老化。吃太多蛋白质也和二型糖尿病、心脏病和癌症脱离不了关系。这一点，值得采用原始人饮食、低糖饮食、生酮饮食和纯肉饮食的朋友特别注意。

还有，现代人因为饮食失衡或长期用药，已经普遍有肠道受伤的问题，也就是我之前提过的肠漏症，过量的蛋白质反而会让肠道更失衡。这时更应该考虑先用更多的蔬菜，少用会刺激身体甚至导致过敏的食物，来改善肠道的健康。

我带着同事们做断糖实验，除了建议他们用脂肪取代糖，也配合大量蔬菜的生机饮食，尽量吃生菜或减少烹调的程度，保留完整的酵素和营养素，而且最好是绿色的叶菜类，以及花椰菜这类十字花科的蔬菜。大量蔬菜不光是让人有饱足感，所含的多酚类、植化素还有膳食纤维，也能帮助我们建立好的肠道环境。这一点，我会再用一个章节来打开。

将代谢从消耗性的异化代谢（catabolism）转向合成身体组织的同化代谢（anabolism），主要是为了活力不足和年纪大的朋友，帮助他们移动代谢的平衡点，而不是说还要透过补充蛋白质一味地去追求同化和成长。

健康真正的关键还是在于平衡，我们的身体在健康的运作下，

　｜　疗愈的饮食与断食：新时代的个人营养学

成长随时在发生，而修复也随时在发生。如果身体完全偏向促进生长的运作，缺乏空间去修复错误，那么这种生长是不正常的，甚至会加快老化和癌化。本来是为了追求健康，但反而被过度的营养推向老化，这是相当不值得的。

你可能已经发现，虽然这本书前半要谈的是"疗愈的饮食"，但对于现在这个时代的我们，饮食的疗愈不在于吃了什么神奇的食物，相反地，首先是不吃过度单一化的饮食，让身体有空间自我矫正。

一样地，比起具体作用在某个代谢环节的补充品，我们可以从作用范围更大、更有缓冲效果的做法着手，从断糖、肠胃道健康、运动，到压力管理、偶尔断食作一个清理，你会慢慢知道怎么为自己创造一个有益于健康和快乐的身心环境，让自己平安而充实过这一生。

23

高营养密度的食物，带来活力

　　走到这里，我们已经谈了糖、脂肪和蛋白质这三大营养素，希望透过澄清观念来扭转《USDA 饮食指南》所造成的错误。当初的错误让我们忽视甚至排斥脂肪的重要，美化了蛋白质，将主要的热量来源集中在精制过的米面主食，进而影响了整整三四个世代的代谢与健康。肥胖、糖尿病、心血管疾病和其他慢性病的数字从此居高不下，整个社会要付出更多的医疗成本来补救。更严重的是，从医疗的环节着手已经太晚，是怎么也拯救不了的。

　　此外，《USDA 饮食指南》以热量作为主要的区分，也让人忽略了真正的重点：营养。

　　这里所谈的营养，其实就是我在《真原医》所谈过的**维生素、矿物质、微量元素、活的酵素，以及能帮助身体解毒、抗氧化的天然物，像是各种植化素、多酚类**。这些营养主要来自蔬菜，是身体执行生化反应所不可或缺的，配合身体的需要来补充，可以帮助预防癌症、反转慢性病，让体质朝向有利于健康长寿的生命前进。

是错把重点放在热量而忽视营养，让餐厅把炸薯条、薯泥摆在牛排旁作为配菜，再加上一点玉米和两小片莴苣叶，当作是有肉有菜的平衡饮食；让许多人匆忙打开一包饼干或洋芋片，或是点一盘炒饭，在面摊吃碗干面，微波一片披萨，最多再加上一罐加工果汁，认为这样就是一餐。

太过忙碌、错误的饮食观念，再加上食品业的全力配合，让许多人每天的饮食空有热量但营养不足。身体缺乏足够营养，需要从饮食来补充，但已经习惯这种饮食方式的我们，还是继续采用空洞的热量，补充不了营养。这样的饮食让人进入一种奇特的状态：需要减重而又营养不足，不断把身体的代谢往肥胖甚至慢性病的方向推进，而又极度缺少修复和疗愈所需要的真正营养。

从我的角度来看，长期的健康饮食还是需要注意均衡。然而**我所谈的均衡，不光是考虑主要营养素在热量上的均衡，而更强调足以支持生理运作、修复与疗愈的均衡。**

蔬菜为主，比我们过去所认为的都更重要

一般外食常见的餐盒安排，受到《USDA 饮食指南》的影响，即使有新鲜蔬菜，比例也是错的，像是为劳动为主、体力活动为主的人设计的饮食。至于不在青春期、不在怀孕或哺乳期间、劳动量轻微的人，可能要把餐盒面饭主食和配菜的比例交换，也就是让配菜成为主食，而且以大量新鲜的绿色蔬菜为主，这样才更贴近身体的营养需求。

我还是要再提醒一次：即使蔬菜与水果在《USDA 饮食指南》被归为同一类，但这两者的营养价值其实并不相等。果糖会导致的

问题，我在前面谈过度加工食品时已经点出来。许多朋友可能觉得吃水果不够方便，而会用果汁，甚至是加了更多果糖的加工果汁当早餐。这种吃法少了天然水果的纤维，却多了更多果糖带来的负荷，并不是有益健康的选择。

我在《真原医》提醒过，尽量吃完整的水果，而不是喝果汁，这样才吃得到完整的营养，包括膳食纤维、植化素和微量元素。现在我更要提醒大家留意，水果不需要多吃，适量就好，而且以当地当季的为主。

健康的原理没有变过，但是食物本身改变了，水果就是一个实例。现在的水果经过不断改良，甜度愈来愈高，我们吃水果对神经系统造出的刺激，已经和吃糖果没有两样。而水果的果糖避开了胰岛素和饥饿素的调控，很容易让人吃过量，而加重肝脏代谢的负担。

要摄取天然植物的营养，绿色的叶菜类是更好的选择。叶菜类是标准的低热量、高营养的食物，除了含有丰富而有益健康的各种天然物，还有高量的膳食纤维在进入肠道后可以作为育菌素，为我们建立健康的肠道环境。

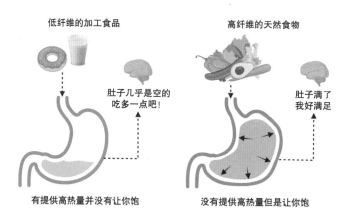

同样都是一餐，过度加工食品让我们吃下了许多热量，但肚子还是空的，不小心就会继续吃而吃得太多。如果是一餐含有丰富蔬菜的饮食，把肚子扎扎实实填满，胃壁的延展本身就是一个饱足讯号，自然让大脑知道该停下来，别再吃了。

一样能带来 100 大卡热量的饮食，蔬菜和肉类相比，体积当然大得多，而足以把胃填满。同时蔬菜的蛋白质含量和相同热量的肉类相比并不逊色：100 大卡热量的花椰菜含有近 8 克蛋白质，相同热量的牛肉含有 10 克左右的蛋白质，相同热量的芦笋则有 11 克蛋白质，同时还含有丰富的"天门冬酰酸"（asparagine），对脑部的发育和运作相当有帮助。

除了蛋白质，还有丰富的植化素和微量元素，再加上膳食纤维，从各方面来说，蔬菜是标准的高营养、低热量密度饮食。这些年，我看到许多健身领域的名人采用完全蔬食，只从蔬菜取得蛋白质。他们练出来的肌肉，不会亚于一般吃肉的运动员。

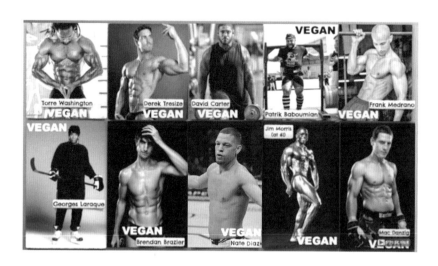

虽然前面提过，有人会透过纯肉饮食来快速调整体质和体重，但这最多是作为短期的方案。长期来说，我还是会建议大家降低动物性蛋白质的摄取量。

摄取过量动物性蛋白质，会让身体产生尿素，刺激发炎，同时也容易刺激"类胰岛素生长因子"（insulin-like growth factor, IGF-1）。IGF-1是一种与胰岛素序列很相似的内分泌物质，过低会让身体发展迟缓，但过度受刺激，也会促进一些癌症的发生。

肉类消化后在肠道被微生物代谢，还会产生"三甲胺"（trimethylamine）；三甲胺被肠道吸收后，进入肝脏被酵素进一步转成"氧化三甲胺"（trimethylamine-N-oxide, TMAO）；TMAO进入血液循环，会刺激血管发炎，进一步导致心脏疾病。

生机饮食：从活的蔬菜，得到活的酵素与营养

一位在美国推广生机饮食的专家傅尔曼（Joel Fuhrman）曾经提到，如果人们再不改变饮食，很可能会遭遇一波全球性的疾病，没想到2019年全世界就发生了COVID-19的疫情。也有专家发现，饮食长期缺乏微量元素硒与维生素 D_3，和COVID-19感染后的死亡率有关。是这些资讯，再加上前面提到代谢症候群的严重性，我才会再一次出来谈饮食的调整。

我过去在美国面对有肿瘤、慢性病的病人或亲友，会帮助他们转为以新鲜叶菜类为主的饮食，而且强烈建议他们生吃，让活蔬菜里的活成分，来帮助身体应付眼前的危机。

这样的生机饮食没有经过加工的过程，富含酵素、维生素、矿物质和其他营养素，帮助人体肠道内的菌丛回复平衡，可以更好地

吸收营养。如果因为生病而肠胃消化力不够，我甚至会让他们采用蔬菜汁，将大量蔬菜里的活酵素和天然物，透过榨汁集中起来，喝进身体。

所有净化食谱的核心，都在于以具有生命力的食物，诱发身心的排毒和好转反应。最好的净化饮食，就是天然未加工的生鲜有机活力蔬食。

至于一般人的长期饮食，我倒不认为需要特别将蔬菜打汁来喝，完整的蔬菜是更好的选择。就像前面所说的，吃完整的蔬菜既有饱足感，又对肠道有帮助。

说到这里，我想起一位美国女士Sonya，长年过重，也有皮肤湿疹，时常痒得受不了抓到流血。她改吃全素想调整体质，但总觉得饿，而体重还是一样。我跟她说可以吃肉，先让自己吃饱、也从肉类得到好的脂肪。这时其实可以采用大量新鲜蔬菜和好脂肪的高纤生酮饮食，同时得到高营养和高热量密度的双重保护。

她适应这样的饮食调整后，很自然发现可以吃饱，不会一天到晚想找东西吃。习惯每天少吃一餐后，湿疹消失，连糖尿病的指数都恢复正常，她干脆改成一天一餐。一个多月下来，就连月经前也不再有强烈的情绪困扰。本来过重的她，根本打不起精神来运动，但现在好像活力够了，自然想动，开始规律地做有氧运动和其他健身活动。整个人变得快乐、清爽，这一生第一次真正健康起来。

我回到台湾后，观察到华人不那么习惯生吃蔬菜，体质也和西方人不同，一下子改成全生菜的饮食，有些人还会感觉虚寒。对这样的朋友，我还是会鼓励至少多吃绿色的叶菜，并慢慢提高生菜的比例。就像在第12～18章断糖实验提到的，不习惯生菜的朋友，可以用好的脂肪和肉类来搭配煮熟的蔬菜，降低饮食中糖和淀粉的比重。想慢慢习惯生菜，可以从温色拉开始，像是在煮过的食物中再多加一些生菜，或者用温热的酱汁来拌生菜，逐步将活饮食的比例提高。

当然，要采用这种高营养密度的饮食，需要我们多花一些心思。我带着同事进行断糖实验，那段时间也带着他们吃有大量蔬菜的生机饮食，几乎是手把手带着他们从认识蔬菜开始，到洗菜、搭配、摆盘、上菜，相当花时间和心力。但看到他们不光健康有了改善，心情和周边的互动都不同，就好像换了一个人生。回头看，完全是值得的。

24
找到你的菜

前一阵子我注意到一个数据：中东地区的癌症发生比例非常低。这个现象和饮食与生活习惯当然脱离不了关系，像是中东地区的吸烟人口少，基本上是禁酒的，而饮食里用了大量的肉桂、香菜等香料，可以帮助清理身体。

许多香料植物含有天然的抗氧化物，是现代西方营养学重视的超级食物，热量低、营养高，很早就被列入各地的药典作为药物来用。现在风行世界各地的咖喱，是由姜黄、香菜、辣椒、丁香、肉桂、孜然、胡椒、肉豆蔻、葫芦巴等，各种当地香料所混合而成的调料，让人在饮食时自然得到各种天然物，也是一种长期流传下来的饮食智慧。

除了香科之外，大量的蔬菜，尤其十字花科的叶菜类，也是很好的天然抗氧化物的来源。十字花科的蔬菜与洋葱，除了植化素和其他营养，还含有一些酵素，所合成的产物具有抑制肿瘤的效果。然而这些酵素会被高温破坏，可以的话尽量生吃。

菇类则含有可以调节免疫反应，降低干细胞 DNA 老化的麦角硫因，这是一种人类无法自行制造的抗氧化剂和抗发炎剂。这个成分是耐热的，可以煮过再吃。

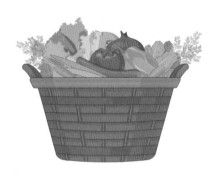

　　在饮食里提高蔬菜的比例，能提升营养、降低热量，减轻能量代谢的负担，本身就是抗老化的一个重要环节。

　　当然，对很多人而言，要提高饮食里的蔬菜比例，也要先能认识蔬菜，知道当地有哪些蔬菜可以取用。现在试试看，看看你在下页这个菜篮子表格里，能写出多少种蔬菜的名称。

　　我相信你填写下来，已经有点坐不住，想去市场走走，看看还有哪些平常没注意过的蔬菜，可以放到菜篮里。我也鼓励你亲自去看看，把这些格子填满。这方面的知识既能充实你的营养常识，也可以丰富你的饮食选择，我认为是再实用不过的学习。

　　接下来，我要请你做一个分类，在菜篮加上注记。如果你知道某一种菜是叶菜类，就在上头加注"叶"；你知道是十字花科的蔬菜，就加注"十"；你知道它其实是果实，就加注"果"（瓜类也是一种果实）。

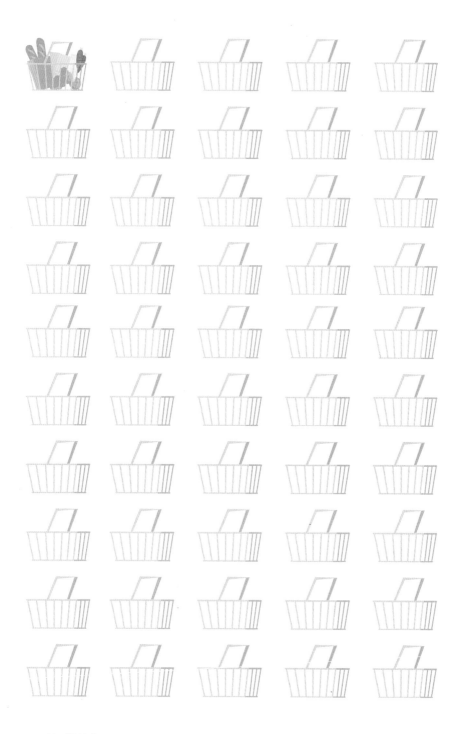

没做过菜的朋友，可能连哪里能买到新鲜干净的菜，要怎么处理，都需要一一学习并建立自己的数据库。我会建议你沿着自己的生活动线来学习，例如上下班的路途、去运动或聚会的点、住家附近。就近找出市场的位置，安排时间去走走，看看哪一个摊子或超市让你感觉舒服，可以放松挑选蔬菜。

有机耕种的蔬菜是一种选择，但并不是非有机不可。摊商往往有自己习惯进货的蔬菜来源和种类，你需要多熟悉几家，可以轮流采买。这样选择不那么单一化，还可以避免同一种农药的残留，或长期缺乏某些微量元素。

蔬菜从采收、整理、运送、批发到零售，都需要时间，有些蔬菜离开土地后要至少一星期才能上架贩售，海外或远地进口的食材需要的时间更长。如果可以，到住家或周末活动的区域找找小农市集，你可以找到新鲜、当令、在地、有生命力的好食物。这不光缩短从产地到餐桌的距离，你还有机会见到把这些好蔬菜种出来的人，体会他们的生命场，并且亲自表达你的感谢与喜爱。

现在到处都有各种饮食的资讯，有时候选择太多，你可能会迷惑，不知道从何开始。但其实很简单，就像我常说的，把自己、生活当作一个实验，没有看过、没有吃过的菜，不妨问问卖的人可以怎么处理，或上网看看有没有示范的食谱。

除了豆类和茄科植物，大多数蔬菜只要洗干净都能生吃。你可以拿一小把生吃看看，尝尝搭配不同油酱的味道，还可以邀请身边的人一起试吃、练习摆盘、上菜。带着乐趣进行，透过饮食，你不光是从食物得到营养，也和身边的人一起享受这个和谐的快乐。

25
让肠道成为健康的朋友

谈到蔬菜，你大概还记得我前面一再强调饮食和肠道健康的关系。这是相当重要的一个环节，我会在接下来的几章继续说明。

如果我说你的身体里有一座网球场，多数人的第一个反应大概是呆住，接下来可能想赶快把这本书合起来，或赶紧离开。

但是，这其实没有夸大，也不是胡说八道。事实上，如果把你的肠道摊开来，把每一个皱折和绒毛都摊平，这些肠道的上皮组织足足可以覆盖一整座网球场。

这让人很难相信，你可能需要闭起眼睛体会一下，就在你的肚子里有一座网球场。那是怎样的感觉？而我们的身体又是怎么做到的？把一座网球场折进一个肚子里，老天，身体真是奇妙！

是的，身体真是奇妙。

最有趣的是，我们通常认为在皮肤之外的才是外面，而肠道既然在身体之内，当然是里面。但是，只要再仔细想一想就会发现，消化道其实是开放的环境，是从口腔到肛门的一个通道，也就是说我们以为的里面并不是里面，一样地，还是外面！

我们用皮肤感受周边开放的环境，而得到冷、热、晒、凉、湿种种感觉。我们从皮肤得到各式各样的讯息，接受一些养分的滋润，也透过皮肤隔绝紫外线和病原体的入侵。肠道也是一样，透过肠道的上皮组织接受通过肠道的营养，得到食物带来的各种讯息，并且隔绝外物的入侵，它就像一层被卷在身体内侧的皮肤。

真要说有差别的话，可以说皮肤所面对的环境比较开放，而皮肤所分泌的水分、油脂，对环境的影响只在一个很有限的范围里，影响的程度也小；而肠道透过各种弯折和括约肌的帮助，在身体内建立了一个半开放、半封闭的空间，加上我们饮食和肠道细菌的互动，这个半开放半封闭的空间构成了身体一个很特殊的"内环境"。

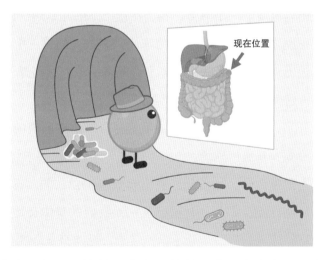

很有意思的是，接触这个内环境的肠道上皮状态，也会反映在接触外环境的皮肤。许多朋友的肠胃道一有问题，脸部或身体的皮肤就开始发痒、过敏、起疹。

消化道不光是让食物通过、接受消化、被吸收的通道，它本身

也不断回传讯息来影响身体。举例来说，大概 100 年前，生化学家已经知道肠道会分泌一些物质，有降血糖的效果；再过了 40 年后又发现，口服的葡萄糖因为经过肠胃道消化，会比直接施打到血液的葡萄糖，有更明显的刺激胰岛素分泌效果，因此把这种肠胃道带来的作用，称为是肠泌素效应。

肠泌素不是单一的分子，而有多重的功能，一方面感应身体里的糖量，另一方面也为身体带来几种不同的讯息，像是刺激胰岛素、延迟胃将食物排空。和胰岛素相比，它的降血糖效果是透过不同层面的作用而来的，比较间接，也比较温和。

不只肠道在沟通，就连胃也不是一个单纯的研磨器。我们光是想到、闻到、预期有食物，脑部的资讯已经开始透过迷走神经，传给下视丘和副交感神经系统，并透过胃壁上的不同腺体，将讯息带给胃部。等食物真正进入胃，胃壁上感受延展程度的受体，也会将讯号传递回脑。我们在进食时，胃和脑之间已经来来回回交换了不晓得多少资讯。

包括口腔也一样，除了咀嚼和吞咽，还能帮助产生抗病毒、放松血管的分子一氧化氮。我们吃了蔬菜，里头所含的硝酸盐经过口腔微生物代谢产生亚硝酸盐，再进入胃酸环境自然转变成一氧化氮，然后被吸收进入体内发挥作用。

说到这里，我也提醒一下：口腔清洁是很重要，但不需要过度清洁到把口腔微生物都消灭的地步。举例来说，含酒精的漱口水可能将原本正常存在口腔的微生物都净空，而对消化道的生态平衡与讯息传递，造出我们没想到的影响。

这还只是其中的几个环节，整个消化过程往上、往下沟通的讯息，说是"海量"都不为过。比较熟悉《真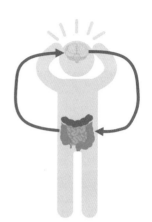
原医》的朋友大概可以体会到，为什么我常
常在提醒"吃饭，就专心吃饭"，甚至会请
大家在餐前做一些感恩的功课，表达对食物、
准备食物的人、身体和一切的赞美与感谢，
并且在轻松愉快的气氛下用餐。

消化道，特别是肠道和大脑之间的沟
通，专家归纳称为**"肠－脑轴线"**（gut－
brain axis），**具体的沟通管道包括了神经、内分泌和免疫系统。**
这个沟通是双向的，我们吃下去的食物，以及肠道里微生物的反应，
构成了这沟通里重要的环节。

我们知道愈多，自然会发现这个内环境的重要性，比目前所体
认到的都还重要；而这个内环境是脆弱还是强健，透过身体内各种
讯息的交换，从方方面面正在影响我们的健康。

要建构这个内环境，饮食当然是个很重要的方式。

人类的消化道很有趣，不像牛是在胃里让食物发酵，也不像马
是在小肠让食物发酵，而是在食物的消化与吸收完成之后，在大肠
进行发酵。这个发酵的过程与我们所摄取的饮食有关，也反过来对
我们造出影响。

我在 30 年前推广真原医就注意到肠道健康的重要性，当时不
要说一般人并不熟悉这方面的观念，我和专家提起，也发现这方面
的资讯还没有普及。我不只让同仁特别去找可以耐胃酸的"益生菌"
（probiotics），而且配合益生菌的特性用冷藏来保存，减少添加剂
的使用。我还请同仁也针对肠道细菌的需要，去找到适合日常补充

的"育菌素"（prebiotics）。

什么叫作育菌素？简单来说就是培育这些益生菌所需要的营养素，也就是有益健康的肠道细菌喜欢采用的食物。第23章谈到蔬菜的膳食纤维、抗性淀粉、多糖、寡糖、多酚类、植化素，都是肠道菌喜欢的食物，都可以纳入育菌素的范围。一般市面上的育菌素则以寡糖或多糖为主，你可能看过添加"菊苣糖"（inulin）的食品，这也是一种多糖类的育菌素。

如果需要对肠道在短时间内做整顿，那么同时给予益生菌和育菌素，可以说是为肠道细菌安排一个双管齐下的复育。既引入有益的菌种，同时又提供适合菌种的营养，尽快重建肠道的环境。

我在《真原医》用了整整3个章节，从消化道的组成和运作谈起，进入常被人忽略的微生物代谢、便秘、宿便和肠漏症，并建议大家透过饮食、姿势和运动，从微生物、化学和生物物理的层面来解答。

除了透过营养补充品来提供益生菌和育菌素，最根本的做法还是从每天的饮食着手。接下来，我会介绍一些能让好的微生物喜欢住在肠道里的饮食。对我而言，这是很实在的方法。因此，我才会花这么多的篇幅来谈"疗愈的饮食"。

过去谈到"肠漏症"，我即使跟许多医学专业的同事一再解释，他们非但不能够理解，甚至还反过来轻视这个可能。但现在我相信许多医师已经意识到肠漏对健康的影响。

所谓的肠漏，就是肠道有缝隙。用学术的方式来表达，就是肠道的通透性有了变化。本来肠道只会吸收小分子的营养素，在通透性改变后，原本应该保持在"体外"的大分子，也进入了血液循环系统。这些大分子会引发免疫系统的过度反应，也就是全身性的发

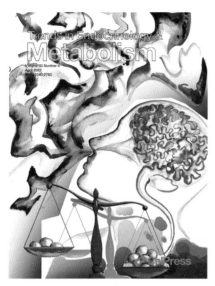

炎，甚至进一步导致自体免疫疾病。发炎和自体免疫的问题，现代人可以说是愈来愈常见，说每个人都有这方面的毛病，都不为过。

压力也会导致肠漏，而如果有肠漏的现象，也会影响生物对压力的反应。压力与肠漏这个主题已经进入科学验证的领域，我和几位同仁在 2022 年《内分泌学与代谢研究趋势》期刊（*Trends in Endocrinology and Metabolism*）发表了一篇总论《肠道屏障破坏与慢性疾病》（Gut barrier disruption and chronic disease），总结了许多研究，对来自饮食、添加剂、作息、过度劳力、心理障碍、老化等不同压力源，破坏肠道屏障完整性并导致发炎疾病的现象，做了目前为止相当完整的探讨。

过度强烈或持续过久的压力，会造出全身性的伤害，包括影响肠道的完整性，让原本只在肠道出现的细菌分子渗漏到血液而导致发炎。这个情况在健康不佳或老化的人身上特别常见。

肠道受到破坏时，多半也有菌相失衡的情况，肠道内益菌减少，病原菌增加。反过来也是一样，如果肠道菌相失衡，多半也已经有肠漏的问题。肠漏与肠胃疾病、肥胖、糖尿病、脂肪肝、心脏病、自体免疫疾病、心理失调、老化都脱离不了关系。

一个人怎么知道自己有没有肠漏，其实从粪便的情况就可以观察到。肠道倘若有发炎，会产生许多黏液，上完厕所后，要用好多卫生纸才能擦干净，那就可说是有肠漏。

面对肠漏的问题，需要从一个比较广，照顾整体的层面来着手，而不是光靠某一种药物来改善。接下来，我会谈怎么重新建立健康的肠道。

26
建立肠道的内环境

　　一直以来，我推广预防医学，想表达的其实也就是**抗老化、年轻化是可能的，而且离不开抗发炎的机制。肠道健康，以及饮食和生活习惯的调整，正是抗发炎的关键。**一个人如果能采用我从《真原医》到现在所谈的方式来调整体质，我可以保证不光是从心里感受到恢复活力，就连外表都会年轻起来。无论男女，都有机会达到。

　　你已经知道，把肠道的上皮细胞全部摊开来，可以铺满一座网球场。更奇妙的是，在这个折叠起来的空间里，有上万亿的微生物群，而住在你肠道里的微生物群，可能跟我的很不一样。你身体里的"它们"就像是你独特的签名，甚至是你很主要的一部分，决定了你对饮食的反应，决定了你喜欢或不喜欢吃什么，甚至决定了你能不能活得健康和快乐。

　　美国国家卫生研究院 2008 年发起"人类微生物体计划"（Human Microbiome Project），从上万个美国人的粪便样本鉴定不同的微生物种类，分析这些微生物对健康和疾病的影响。一个人如果生病了，

　　　　　　疗愈的饮食与断食：新时代的个人营养学

他肠道里的微生物组成和一般人是不一样的。比如说"发炎性肠道疾病"（inflammatory bowel disease, IBD）、类风湿关节炎和气喘的患者，肠道里的菌就和一般人不同。

除了肠道里的菌，也有些微生物活在鼻子、口腔和胃里面。你可以想象到"它们"活得好不好，跟你活得好不好是分不开的。消化道的众多微生物，在这个半开放的通道里分解食物有毒的成分，合成维生素 B 群与维生素 K，消化掉食物最后的残渣，从膳食纤维产出短链脂肪酸，还配合免疫系统成为我们面对外来物时防御的一部分。

不只如此，专家还能从你的肠道微生物组成猜出你的年纪，误差不会超过 2 岁。如果你的肠道微生物种类减少，通常代表了老化。对许多专家来说，将"它们"养好，是改善健康、预防慢性病很重要的一环。

重点是：怎么养好"它们"？

最直接的，当然是从饮食着手。"它们"喜欢吃植物纤维，也就是前面提过的育菌素。它们最高兴的就是你吃上一大盘蔬菜，加上一些蛋白质和脂肪；最害怕的是你往身体里灌抗生素，像是吃下喂过抗生素的动物的肉。

当然，有时候你因为生病需要接受抗生素治疗，这时你要记得，在治疗结束后，肠道里的一切要重新来过。需要你做它们喜欢的事，吃它们喜欢的食物，让它们重新长出来。前面谈到的补充益生菌和育菌素，在这样的实例里，就可以派得上用场。

如果想要让"它们"活得热热闹闹、健康多样，也千万别让它们偏食。专家提醒我们每个星期至少要吃 30 种不同的植物，**不同植物带来各种植化素，可以支持不同微生物群的营养需求。**

我知道这个数字可能让你愣住，毕竟大多数时候我们太忙，即使记得吃蔬菜，量也还算足够，但基本上都在重复同样的几种。有些朋友怎么点菜就是那几道，去买菜也只懂得买熟悉的。

也就是因为如此，我在第 24 章会特别鼓励你去认识各种颜色和形状的蔬菜，将自己买菜变成生活的一部分，每次尝试一种或两种过去不熟悉的蔬菜。除了蔬菜之外，别忘了植物性的食物还包括坚果、香料、豆子和全谷类。

你让自己接触这些新的食物，也学着如何将它们组合起来。你可以一次多买几样，每一种都用一些，将它们做成生菜色拉。要记得，茄科和豆科的蔬菜，要彻底加热后才能食用，可以搭配生菜做成温色拉。总之，让五颜六色的植物为你的餐盘带来美感，也带来健康。

膳食纤维丰富的饮食，对肠道微生物的组成影响特别大，而膳食纤维也只能被住在结肠里的微生物给分解，并在发酵的过程中产生短链脂肪酸，将结肠的酸碱值降低，留下能在偏酸环境存活的微生物，同时限制坏菌的生长。这些短链脂肪酸还可以刺激免疫细胞活性、并且帮助身体维

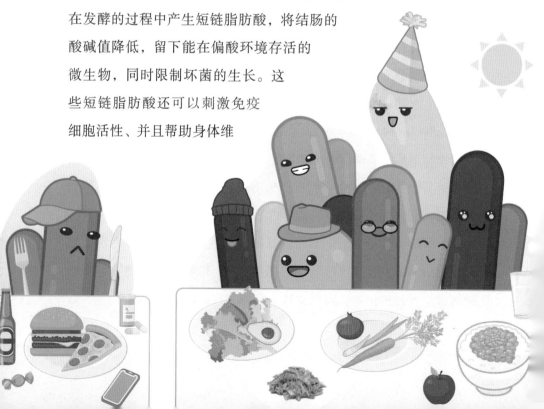

持正常的血糖和胆固醇量。

一般来说，全谷类和水果、蔬菜、豆类，都可以提供很不错的膳食纤维。这些微生物还爱吃菊苣糖、抗性淀粉、果胶、果寡糖。大蒜、洋葱、韭葱、芦笋、菊芋、蒲公英嫩叶、香蕉、海菜，都含有这些成分。

不过，有些人突然大量吃这类食物，会让肠道产气和胀气。本来就有一些肠道过敏问题的朋友，可以慢慢引入这些食物，一次增加少量，让肠道适应。

我们的肠道就像一个活泼的社区，随着饮食、用药、运动而调整自己的组成。另一种能帮助你养好肠道的是经过发酵的食物。世界各地都有自己特色的发酵食物，像是华人的臭豆腐、酸白菜，日本人的纳豆、味噌，韩国的泡菜，德国的酸菜，欧洲人常用的酸奶和优酪乳，印尼的天贝，有些朋友大概也听过或制作过从红茶发酵的康普茶。这都是你可以加入饮食，让肠道快乐的食物。

一份让肠道快乐的绿色沙拉

综合了前面谈到的重点，我在这里想透过心脏科医师阿里（Dr. Nadir Ali）的影片，示范一份能帮助你远离代谢症候群、降低心血管疾病风险，又能改善肠道环境的蔬菜色拉。

这位心脏科医师主要是做心血管支架手术。他在执业的过程中，很快发现一件事：绝大多数病人只要及早调整饮食，根本不需要承受疾病的折磨，也当然不会走到手术这一步。

像他这样的医师，现在愈来愈多。有些在肾脏科服务，有些从事缩胃手术，光是守住原本的专业就可以有优渥的生活。但他们都从原本舒适的环境跳出来，用自己的方法来谈更彻底的健康之道。

他这部影片是在自家厨房录的，你从影片的版面可以看出来这并不是请专家制作的。他只是热心想教患者和需要的朋友，做一顿清爽、有饱足感、没有负担的午餐或晚餐，让用餐成为健康的起点。

他的影片标题是"Fat and Fiber Salad on Low Carb High Fat Diet"也就是"符合低糖高脂饮食原则，带有丰富纤维和油脂的沙拉"。热量主要来自脂肪，沙拉里除了大量的绿色叶菜，还加入了坚果、有机的姜黄与姜、泡菜，希望你也能得到一些蛋白质的滋养、抗氧化的保护力，以及对肠道友善的益生菌。

你可以看到，这和我在这本书一开始所谈的饮食重点大致符合。我在这里将影片的链接[①]和食谱带出来，虽然影片没有中文字幕，但我会附上中文的食谱，方便你看完示范后，用当地的蔬菜和材料也试着做做看。

我将他所使用的材料大致分类，方便你掌握原则而能用本地的食材来替代。至于分量，你可以参考他在影片中使用的量，再依自己的食量和喜好调整：

油脂：一颗牛油果、稀奶油或橄榄油。

香料植物：新鲜的小叶薄荷香草、新鲜九层塔、切碎的新鲜茴香、新鲜迷迭香、有机香菜、少量有机姜黄（使用前切碎）、少量有机姜（使用前切碎）。

蔬菜：一些葵花籽芽、一些当季的绿色叶菜、半条小黄瓜切片、少量有机胡萝卜切片、一些苜蓿芽。

---

① 关注颉腾文化微信公众号，回复关键词"3191"，即可获取该视频。

疗愈的饮食与断食：新时代的个人营养学

种籽与坚果： 少量亚麻籽、奇亚籽（两者是不错的omega-3来源）、适量开心果或杏仁（蛋白质来源）。

发酵食物： 发酵蔬菜、韩国泡菜（提供益生菌与维生素K2）。

他有提到，如果需要的话，可以加入一些野生海鱼作为蛋白质来源。但他个人不怎么吃鱼，所以用亚麻籽、奇亚籽和开心果来补充蛋白质。

制作方法： 先将迷迭香、姜黄、姜切碎，放入大的色拉碗里，接下来加入绿色叶菜、胡萝卜、香菜、葵花籽芽、茴香、苜蓿芽、九层塔、小叶薄荷、牛油果、小黄瓜、亚麻籽、奇亚籽、开心果。

将这些材料大致混匀，接下来依个人喜好加入适量的橄榄油或切成小片的草饲稀奶油（约 2 ~ 3 大匙，差不多是 40 毫升或 30 克左右），再加入一大匙发酵蔬菜、一大匙韩国泡菜，将所有材料搅拌均匀，就可以上桌。

这样的一餐提供了丰富的营养素和膳食纤维，足够的脂肪以及少量的蛋白质，作为一份午餐或早一点的晚餐，足以支持接下来下半天的精力。一样地，所有的材料都可以弹性地替换，不见得需要是有机种植，以本地方便取得，当令新鲜的食材为主即可。

有些朋友不习惯一餐全是冷食，可以搭配热汤来食用。此外，天冷时，可以试着用羽衣甘蓝、绿花椰菜这类有质地、耐煮的蔬菜，搭配淡奶油或稀奶油来做蔬菜浓汤，一方面补充膳食纤维，也可以吃到耐热的植化素，而同时又有脂肪带来的能量和满足。

27
修复肠道的方法

我常常和身边的同事开玩笑，说我其实老早从学术领域退休了，都是被我的学生马奕安（Jan Martel）给"骗"回来的。差不多 15 年前，马奕安从加拿大写信给我、希望能投入预防医学的领域。我和他之前没有见过面，和这个充满热情的年轻人透过信件来来回回了几个月，后来也收他当学生，在其他同仁的协助下，在台湾重新建立实验室。

预防医学和抗发炎、抗老化的研究分不开，我也邀请发炎代谢体的专家来台湾加入我们。做研究的人往往带着一种天真和傻劲，相处起来令人很愉快。其中一位来到台湾后，像传教士一样一间间实验室去敲门，造访每一位有兴趣接触新领域的实验室负责人，为他们解释自己的研究兴趣和主题。他的热心和诚恳自然感染了一群同仁，将抗发炎的研究带到台湾，开创了一个领域。

谈到抗发炎，当然离不开肠道的环境。肠道有上万亿个微生物，这数字和构成人体的所有细胞数量差不多。现在科学家的兴趣已经从人类基因的总和，转向了这些微生物基因的整体，也就是个别环境的"微生物基因体"（microbiome）。前面提到独特的签名、看出每个人老化的程度，也就是透过微生物基因体的研究达到的。

人体的消化道，包括肠道，是一个很特殊的环境，从头到尾的酸碱值、营养、氧气含量、水分量并不完全相同。就像我用下图表达的，从胃到小肠、大肠，无论酸碱值、氧气含量、主要组成和微生物群都有各自的特色。

胃会分泌胃酸，食物并不在胃里发酵，所以胃的环境是含氧、微生物数量少，也只有少数耐酸的菌种才能在这里生存。肠道的环境是由肠黏膜、经过消化的食物残渣和肠道微生物共同建立起来的，含氧量较低。小肠一般来说微生物量比大肠少得多，种类也不同。

肠黏膜同时是相当重要的免疫组织，分泌各种抗菌蛋白来调控肠道内的环境。长住在肠道的微生物，是已经适应肠道环境的住客，无论争取营养或黏膜的附着地段，都有它们的优势，可以阻止坏菌在体内过度生长。

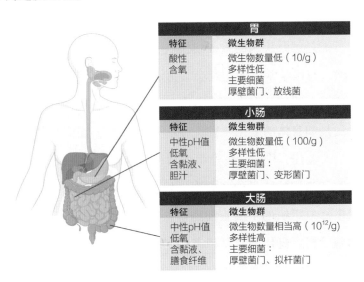

胃	
特征	**微生物群**
酸性 含氧	微生物数量低（10/g） 多样性低 主要细菌： 厚壁菌门、放线菌

小肠	
特征	**微生物群**
中性pH值 低氧 含黏液、 胆汁	微生物数量低（100/g） 多样性低 主要细菌： 厚壁菌门、变形菌门

大肠	
特征	**微生物群**
中性pH值 低氧 含黏液、 膳食纤维	微生物数量相当高（10^{12}/g） 多样性高 主要细菌： 厚壁菌门、拟杆菌门

有些肠道里的菌透过代谢的产物，还可以和身体细胞的粒线体直接沟通，进一步启动身体细胞不同的基因表现。许多人不知道，每一个人身体细胞的粒线体，有它自己的DNA。而且粒线体完全是母系遗传，也就是当初只来自母亲的卵子，它所含的DNA也只来自母亲的粒线体。因此过去科学家也用粒线体DNA的排列，来追溯人类演化的源头。

前面提过，粒线体是细胞的发电厂，可以说主导了身体各部门生理运作的效率。然而对我而言不只如此，就连个人灵性的发展，都离不开这里所谈的母系遗传。当然这讲得远了些，以后如果有机会，我会透过别的方式再多谈。

有些专家也发现肠道菌的组成，可以解释一个人会不会得阿尔茨海默病等疾病。当然，这乍听之下有些荒谬，就算是有肠－脑轴线这回事，但那应该是小分子物质间接的沟通，真能带来那么大的影响吗？但现在专家在一些神经退化疾病，如阿尔茨海默病、帕金森病，以及思觉失调症患者的脑组织里，发现有肠道细菌的踪影，认为很可能是解开疾病的重要线索。

当然，有医学常识的朋友会很惊讶，脑部明明有血脑屏障保护，微生物应该是进不去的，更别说是那么遥远的肠道菌。这一点，目前的看法是和身体的老化与发炎分不开，也和肠漏脱离不了关系。

一个人老化，代谢过程产生的活性氧分子，会在粒线体里累积，影响细胞和组织的能量生产效率。发炎也会随着老化增加，但身体里能用来修复组织的干细胞却愈来愈少，这让许多组织受损。如果肠道细胞受损，身体的修复机制又同时失效，肠道菌和这些菌的代谢产物会进入血液，这就是前面谈到的肠漏。

肠道细胞会受损，同样地，血脑屏障也会因为慢性发炎而受到损伤，让这道保护脑部的防线出现漏洞。原本不该出现在脑部组织的细菌与细菌的代谢物进入了脑部，引起发炎，早晚会影响认知功能，而导致前面提到的神经退化疾病和思觉失调症。

另一个可能让肠道微生物进入脑部的路径，是透过联结肠道和脑部的迷走神经。很有意思的是，一些帕金森病患者在发病前，其实已经有肠胃道的症状；迷走神经被手术破坏的人，得到帕金森病的比例也比较低。

对我而言，这是再明显不过了。我们的身体，从头到脚每一个角落都是一起运作的，一个环节失衡，也会导致整体失去整合。其实健康的问题是整体性的，不是哪里不舒服就治哪里。就像这里所谈的例子，谁想得到脑部疾病竟然和肠道细菌有关。从预防医学的角度来说，还是要从整体着手，恢复肠道的健康，也就有机会把脑部的健康带回来。

当然，即使有这些证明，在思考解决方法时仍然要谨慎，毕竟科学擅长将复杂的问题单一化，有时细到一个地步，反而容易失去整体的解答。目前的医学在各领域不断专业化的发展下，提出的解决方法愈来愈细，需要很密切的整合，否则很难真正改善健康和生活质量。

补充益生菌和育菌素，在长期饮食失调、刚接受抗生素治疗等情况是相当重要的。然而这样的补充，只是走出第一步，我们的饮食和生活习惯对肠道环境的影响，更是长期健康的关键。

肠道里的坏菌仰赖葡萄糖和果糖这类简单的糖类作为能量来源，对肠道友善的微生物则喜欢运用膳食纤维和抗性淀粉这类复杂的碳水化合物。也就是说，**光是不吃精制糖、多吃蔬菜这么单纯的生活调整，已经在帮助肠道留下好菌、剔除坏菌，让肠道恢复健康。**

肠道是一个让我们和外来物接触的界面，而这个界面只靠一层薄薄的上皮细胞和它所分泌的黏液来维持。这一层上皮细胞3天左右会全面换新，来维持肠道的功能和完整。前面提过，现代人肠漏的问题十分普遍，如果能有长住在肠道的微生物来帮助，对这道防线的完整性是再好不过。

科学家也发现了有助于维持肠道完整性的微生物，其中一个是"艾克曼嗜黏液菌"（*Akkermansia muciniphila*）。肠道里如果没有艾克曼嗜黏液菌，原本应该留在肠道里的未分解食物蛋白质，会出现在血液里，导致食物过敏或各种自体免疫的疾病。

艾克曼嗜黏液菌是怎么帮助肠道保持完整的？目前认为它一方面会分泌一些物质来刺激肠道产生抗菌蛋白，同时还会吃掉肠道的老旧黏液，把旧的、已经沾上许多残渣的黏液消化掉，消化过程代谢出来的物质，会帮助肠道上皮细胞保持紧密联结，并且刺激上皮组织分泌新的黏液来保护肠道。

很有意思的是，你并不需要为了保持肠道完整而去补充艾克曼嗜黏液菌。相反地，**一个人如果采用间歇性断食，让消化道有足够的净空时间，原本的坏菌就被淘汰，还可以提高肠道艾克曼嗜黏液菌的数量。**

这并不难，只是我们过去被少量多餐有益健康的说法给困住了，连想都没想过怎么进行。但读到现在，我相信你已经知道其实只要少吃一餐，例如只吃午餐和晚餐，戒掉零食和宵夜，就能达到了。

在慢性病的领域，有许多健康问题是事先透过饮食和生活习惯的调整，就可以带来大幅度改善，这就是预防医学的重点。过度加工食品除了过量的糖、反式脂肪带来代谢的压力，以单糖为主、缺乏膳食纤维、添加人工甜味剂和乳化剂，也会对肠道微生物组成产生不好的影响。一个人饮食的变化，会改变肠道的微生物组成和功能。这是为什么**一个人如果转向我在这本书提到的好饮食，不光能恢复代谢灵活性，对肠道健康和完整性都有好的保护效果。**

过度单一化可能会失去疗效，也有科学家往重建的方向找答案——或许把健康人的菌株和肠道环境一起带到生病的人的肠道里，也是一种解答。这也就是"粪便微生物移植"（fecal microbiota transplant, FMT）的技术，将健康捐赠者的粪便（别忘了，这就是满满的肠道细菌和它们的生存环境）转移至生病的人的肠道里。这就像把一群健康而充满活力的外星人，连同他们生活需要的营养和环境，送往另一座贫瘠的星球去改造当地环境一样。

"困难梭状杆菌"（*Clostridium difficile*）是一种难缠的肠道菌感染，可能导致肠胃穿孔和败血症，但用粪便微生物移植的方法来治疗，可以得到不错的成效。我之前探讨灵芝多糖体对肠道菌和肥胖的影响，也用粪便微生物移植技术确认实验动物减重效果，的确来自肠道菌相的改变。

这项研究后来发表在《自然》（*Nature*）旗下的《自然通讯》（*Nature Communications*）期刊，许多专家用同样的方法也得到很好的结果。

这样的技术相当有意思，也为我们的研究工作带来新意，得到明确的解答。然而这样的技术若要广泛应用在治疗，还有很多环节需要明确。像是怎么选择健康的捐赠者？怎么评估一个患者是不是适合接受这种疗法？怎么去除在粪便里对人体有害、具有多重抗药性的细菌？

你可以想象得到，即使用来帮助最不得已需要冒险的情况，仍然有好长的一段路要走。然而科学的技术不断在进步，也不断挑战各种可能，透过肠道微生物的科学来治疗各种代谢和发炎疾病，确实是可以期待的主题。

就个人的健康而言，现在就有容易执行的方法，**从生活习惯、饮食习惯的调整着手，就可以帮助肠道保持完整。每天少吃一餐或两餐，几个月进行一次较长时间的断食，对肠道健康都是很大的帮助。**接下来，我会在这本书的后半将断食这个主题一点一点打开。

28
每个人可能都有过敏

你读到这里可能会发现，即使蔬菜为主的饮食营养丰富又低热量，对身体代谢的负担比较小，对肠道健康有帮助，我并没有主张每个人都应该完全采用素食。对我而言，**重要的并不是哪种饮食最符合理想，而是哪一种饮食对你的现况有帮助。**不同的生长发育阶段、不同的营养需求、不同的代谢障碍，包括体质的过敏和敏感，都有各自最适合的饮食。

我过去常提到意识就像一个完整的光谱，有各种分布的可能，其实饮食的选择也是一样的，每种体质或障碍最适合的饮食都不尽相同。**即使同一个人，在不同阶段也有当时最合适的饮食。找出自己的需求，学会尝试与调整，真正从饮食获益，这才是我希望在这本书带出来的饮食的疗愈。**

我自己就是如此，大概你听过的饮食法，我都尝试过。这一部分是因为科学家的个性，凡事都希望亲自去观察、去验证，自己得出结论。另一方面，也是因为一些个人的经验，让我学会去调整。

当年有一位研究静坐的专家班森医师（Dr. Herbert Benson），对静坐的生理反应做了很详尽的科学记录，也将论文发表在最有名的《自然》杂志。我问他有没有尝试过静坐，他的答复是：他认为一位研究者应该保持客观，要和研究主题保持距离而不应该去尝试。我觉得这样的态度相当可惜，再怎么研究最多只是站在外面看里面，难以真正深入一个这么重要的主题。

回到我自己的经验，差不多是30几岁的时候，那时我已经吃素八九年，虽然体会到素食在意识层面带来的净化，但也很纳闷为什么每次用餐后就会鼻塞，我自己和别人都可以听出讲话带着鼻音。这种鼻塞的感觉和过敏症状很像，我想，最简单的测试方法，也就是先把饮食改掉来试试看。

我那时采用了纯肉饮食，一方面立即感受到肉食带来的负担，但同时也很奇妙，鼻塞的症状完全消失了。从这次的经验我就明白，植物还是有些成分会造出发炎甚至过敏。至于为什么有些人有这个状况，有些人没有，接下来我会做多一点说明。

面对各种饮食法，我都是抱着充分体验的心态来进行。纯肉饮食是一下子就体会到对身体负担太过沉重，在确认植物成分的影响后，我就回到以减去过敏原为主要原则的饮食。至于其他的饮食法，无论纯素、低糖、生酮、以生菜为主的生机饮食，都至少坚持半年以上。我认为这样才比较能观察到对身心的完整影响，同时对这些饮食有足够的理解和体会。

现代人对食物的过敏和发炎愈来愈普遍，和我在第25～27章讲到的肠漏有关。肠漏也就是肠道的通透性改变，让本来不应该进入血液的许多物质渗透到体内，而引起免疫系统反应。这就是为什

疗愈的饮食与断食：新时代的个人营养学

么大家慢性发炎的情况那么严重，甚至进一步导致自体免疫疾病的原因。

这些可能通过肠道防线的物质，我想将食物里的"凝集素"（lectins）特别拿出来谈。凝集素是糖蛋白，也就是在蛋白质上有许多糖类分子。这些糖类就像从蛋白质伸出的天线一样，可以和其他的分子结合。

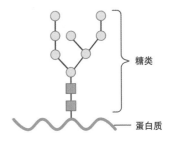

很有意思的是，我们身体有些重要的功能是由糖蛋白来执行的，一些内分泌和细胞膜上的受体都是糖蛋白，也可以和各种糖蛋白互动。

举例来说，人的血液可以分为 A、B、O、AB 四型，就是因为红细胞表面带着能与不同植物凝集素结合的糖类分子，这些糖分子遇到可以结合的凝集素，就会产生凝集现象。以前的人就是发现了将不同的凝集素滴到人的血液里，会造出不同的红细胞凝集现象，因而归纳出不同的血型。

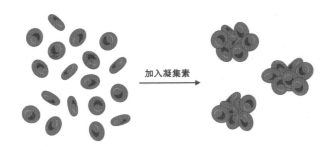

大家现在都很熟悉 SARS 和 COVID-19 病毒的结构，它们同样属于冠状病毒，表面带有非常多的糖分子，看起来就像一个长满了

花的星球。这样的病毒可能类似植物的凝集素，与某些类型的身体组织会有特殊的结合，而让某些人容易受感染，或某些器官受到影响。

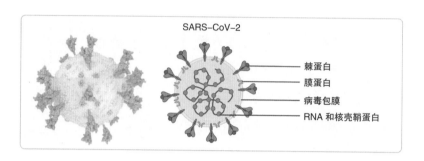

我查过 2021 年的资料，发现最容易受 COVID-19 影响的就是 A 型的人。当然我并不知道后来的情况有没有变化。当初会想特别去查这个资料，主要是在 2003 年的 SARS 流行中，曾经观察到类似的现象，而从分子交互作用的角度是说得通的。

更有意思的是，有些天然的蛋白质不光与我们的身体结合，还可能和身体某个分子刚好长得很像。科学家把这种现象称为 "分子拟态"，也就是虽然不是同一个东西，但从分子结构来看很相似。这种相似一部分出自概率的巧合，一部分则是自然演化的结果。

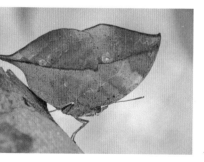

就像枯叶蝶外表的拟态，让它在秋天的树林可以得到伪装的保护，有些分子也透过结构的相似而造出生理上的作用。专家会用这个原理来开发针对体内某一个酶或受体的药物，而我们的饮食也有一些分子带着类似的作用。

我们除了在红细胞表面带着能与凝集素结合的糖分子，其实在

疗愈的饮食与断食：新时代的个人营养学

肠道也有这些分子，而且你肠道上的糖分子可能和我的不同。某些人光是摄取含有凝集素的食物，**没有彻底消化分解的凝集素和肠道结合，就会让上皮细胞受伤，造出肠道发炎，改变肠道的通透性。这就是肠漏。**

在肠漏的情况下，这些凝集素还有机会进入身体，接触到在血液巡逻的免疫细胞。**免疫细胞接触到这些可能有异的凝集素也会产生反应来清除。这就是发炎。**

如果进入身体的凝集素刚好和身体某个物质很像，免疫系统还有可能会因为辨识错误，开始转向攻击自己身体的组织，这就是我前面提到的自体免疫疾病。而这类疾病是愈来愈普遍。

我认识许多长期素食的修行人，一看就知道他们有自体免疫的问题。有些是多发性硬化症，有些是严重的慢性疲劳症候群、桥本氏甲状腺炎、僵直性脊椎炎、红斑性狼疮、类风湿性关节炎、各式各样的神经与结缔组织发炎，甚至肾上腺的问题。

华人有这种发炎和自体免疫疾病的比例偏高，对我而言是相当明显。一般人听我讲到这里，都会觉得不可思议，这些朋友吃得甚至比一般人都健康，怎么可能会因为饮食造出那么严重的问题？

其实，重点就在于植物里的凝集素。像我个人一直有麸质过敏，年轻时还好，年纪大了愈来愈严重，就连避开小麦面粉，不吃含麸质的食物，还是会胀气。后来我才发现原来黄豆、腰豆、鹰嘴豆、花生、扁豆、红豆、绿豆这类含有凝集素的豆类，都会让我过敏，而小麦麸质只是植物凝集素的一种而已。

不只是豆类本身，就连从豆类提炼出来的油，也会造出发炎和胀气。我个人如果吃到大豆油和花生油，都能体会到对身体带来的负担。这一方面是这种油多少还带着豆类的凝集素，另一方面是里头所含的脂肪酸本身是促发炎的，更别说这些油的提炼过程还可能造出意外的化学物质。但这些油实在太普及，许多吃素的朋友根本不会想到对健康的影响。

观察到这一点之后，我才开始自己做实验，也就是将这些成分从饮食里挪开，看看困扰的症状是不是会消失。

我也试着去回想，为什么小时候吃豆子并没有这样的情况？仔细去想，原来在巴西家家户户都用压力锅煮豆子，在煮之前要让豆子泡清水过夜，中间还时不时要换水。巴西的人都知道如果不把豆子彻底煮烂，吃了可能对身体有障碍。而我后来到美国才知道，有些肾脏病患吃到没有煮烂的腰豆会中毒，甚至要送急诊；也有人吃太多腰豆会腹泻，而且泻出来有血。这是因为凝集素和肠道结合的量太大，破坏了肠道上皮组织而造出发炎。这当然会影响到肠道的完整性，也就是造出肠漏。

肠漏和饮食过敏带来的问题，就是有这么大的影响。接下来我会用几章来说明饮食调整的方法，帮助有慢性疾病和不舒服的朋友得到真正的调整。

29

到处都是过敏原

回到台湾，在餐厅吃饭，我看到年轻的服务生态度很好，也很可爱，但脸上长满青春痘。我知道他自己会不自在，就找机会私下提醒"你要注意喔，这个皮肤的状况应该是有黄豆的过敏"。

这个年轻人当然很惊讶，他即使去诊所看皮肤的问题，也没有医师提过这个可能。这类的食物过敏并不是任何一家诊所都可以检查的项目，他也不见得能就近找到诊所去检查。

然而，对我而言，检不检查并不是问题。要知道是不是对黄豆过敏而长痘子，只要将饮食和黄豆有关的项目先挪开，观察自己的反应就知道了。这包括黄豆、豆浆、豆干、豆腐等豆制品；从黄豆得到的油（大豆油、色拉油）、酱料（例如豆瓣酱、酱油）、乳化剂；各种用了大豆油或含豆制品的加工食品。只要他先从饮食拿掉导致过敏的成分，过一段时间，皮肤的状况很快就会好了。

这种情况，对我而言是再常见不过。**一般外食大概避不开大豆油，而有些食品业者会采用便宜的大豆卵磷脂作为乳化剂，来稳定**

加工食品的口感和质地。这些虽然是油脂，但都带有大豆蛋白质像是凝集素的残留，而在许多人身上引发过敏。

当然，这么普遍的过敏自然会让人去思考：许多食物，我们本来吃得好好的，为什么几十年下来，各种过敏和自体免疫的疾病反而那么严重？

首先，有些食物是在近 200 年，甚至是近 50 年才进入我们的饮食。举例来说，哥伦布发现美洲大陆前，欧洲人没有吃过番茄、栉瓜和藜麦；饮食全面西化前，华人也不会大量接触乳制品和红肉。这些新浮出来的饮食为身体带来陌生的凝集素，提高肠道受伤的概率。再加上现在生活步调太快、压力大，一般人自律神经系统和内分泌失衡的情况很普遍，也自然让消化道负担很重，身体随时都在过度反应。

另外还有很大一部分是农业生产流程带来的问题，让一些对肠道有害的成分，透过食物链不断累积，进入我们的肠道，破坏肠道的环境。举例来说，孟山都的专利除草剂"年年春"（Roundup）会与土壤结合，而残留在作物里。我们吃下这些作物，吃下摄取这些作物的动物肉类后，这些残留的除草剂也就进入我们的肠道，伤害肠道的微生物。肠道的环境变了，原本可以消化凝集素的菌种可能也消失了，而让凝集素和肠漏的问题变得更显著。

另一个特殊的情况是，由于现代人肠漏很普遍，身体到处都在发炎，透过非类固醇消炎止痛药（NSAIDs）来减轻发炎反应，在药厂主导医疗的时代，是很常见的选择。然而这类药物虽然有抗发炎的作用，不过对肠道黏膜却有很大的伤害。

这类药物普遍到什么地步？根据统计，60 岁以上的人为酸痛、疲劳和慢性病就医，超过 9 成会得到 NSAIDs 的消炎止痛处方。在台湾，NSAIDs 如"布洛芬"（ibuprofen）是不需要处方，在药房或药妆店就可以买到的成药。在美国，医师一年开出的 NSAIDs 处方超过 1 亿张。

大多数人会以为到了一定年纪，吃药止痛是常态，也就认真地按照医师嘱咐每天吃药。很少人想到发炎是一种体质问题，其实可以从更根本的饮食和生活习惯来调整，更不知道 NSAIDs 对肠道黏膜的伤害，也不会意识到发炎和肠漏的关系。没想到只是很平常的不舒服就吃药，反而让身体进入"发炎→吃药→肠漏→更容易发炎"的无限循环。

除了凝集素、麸质，有许多饮食或生活的因素，也会破坏肠道完整性，像是长期采用低膳食纤维的饮食、高盐饮食、高糖饮食、有抽烟习惯、长期用人工甘味剂、乳化剂、抗生素、酒精，或者生活作息不正常、劳力工作、心理压力、老化。

无论是用药、饮食、生活步调，我们所创造而需要面对的，绝大多数都是几十年前人类没有过的局面。从这个角度来看，结合前面所谈的代谢症候群，那么，怎样才是理想的饮食？

30
有机纯净的饮食，不代表没有过敏原

要回答前一章的问题，也就是怎样是理想的饮食？我认为要先看一个人的体质。

许多长期吃素的朋友会特别去吃有机、天然的健康食材，希望能得到完整的营养。尽管他们很重视饮食的纯净，但因为对凝集素或其他植物的成分过敏，肠道受伤的情况反而十分普遍。为了这些朋友的健康着想，首先要帮他们将肠漏和自体免疫的问题踩一个刹车。

这几十年流行的低糖饮食、生酮饮食和纯肉饮食，除了改善碳水化合物过量导致的胰岛素阻抗，另一个很大的关键，就是多少也顺道解决了发炎的问题。

低糖饮食将净碳水化合物降到 50 克以下，生酮饮食将碳水化合物降到 25 克以下，纯肉饮食更是一点碳水化合物都不要，连绿色蔬菜都不吃。这些方法除了避开会引发胰岛素反应的糖类和淀粉来调整代谢，也顺便避开了大多数在植物和谷物里的过敏原，而很

疗愈的饮食与断食：新时代的个人营养学

快可以改善发炎、过敏和自体免疫的情况。

当然过敏原不只来自植物，有些人对乳制品过敏，有些人对食品添加剂过敏。无论哪一种过敏，都可以进行我这里所称的**"减法"或"简化"的饮食调整**。也就是说，如果原本的饮食有一些成分会刺激身体，甚至导致过敏，就把这个成分挪开，给身体一些空间恢复。这种"自我观察→实验→观察、得出结论"的过程，也就是我这本书所强调的"自我疗愈"。

我谈这些饮食法，是从营养的角度来着手，让你知道一些信息后能自己去实验、去调整。并不是强调哪个食物一定要吃或一定不能吃，更不是用一套道理规定大家都应该吃素或不要吃素。一个食物或食物成分对每个人的影响不见得相同，而对你个人健康的影响，只有你自己晓得。

一个人从自己的现况出发做实验，到最后，体质改善，肠道也健康了，再把这些饮食用对的方式慢慢带回来。**以凝集素的例子来说，要先让肠道恢复健康，再一项一项带入含有凝集素的饮食；但这些饮食需要经过泡水、发酵，或用压力锅高温高压烹煮到烂熟而将凝集素清除，才不会再度引发问题。**

我知道许多朋友对吃素或吃肉的议题特别敏感，有时我劝素食的朋友为了健康可以吃一点肉，也会引来很大的反弹。然而我会提醒多少吃一点肉类，主要是为了先调整代谢的失衡。举例来说，很多人吃素，因为主要都是摄取碳水化合物，体重怎么也降不下来。对于这类已经过重或在过重边缘的朋友，先用生酮饮食或纯肉饮食，是一种很快调整代谢体质的手段。如果不帮他们先把体重降下来，停止往胰岛素阻抗的方向走，再好的健康饮食也派不上用场。

不光是植物带有凝集素，动物肉类其实也有凝集素。用谷类喂食的动物，体内自然会累积谷类的凝集素。对谷类凝集素过敏的人不在少数，只是自己不见得知道。这也是我在前面建议，如果真要吃肉就选择草饲动物肉的原因之一，至少可以减少来自谷类的凝集素。尽管牧草也可能带有草类的凝集素，但草饲动物肉里促发炎的omega-6比例比较低，总体上对身体的冲击会小一些。

当然长期来说，还是建议减少肉类的摄取量。从世界各地最多长寿人口的"蓝色宝地"（blue zones）来看，长寿的民族都是以吃素为主，即使吃肉，主要吃的也是经过发酵熟成的肉。发酵或熟成是一个可以将过敏原消化掉的过程，每个文化都有特色的发酵食品，这其实是一种饮食的智慧。

谈到这里你大概会好奇：如果植物有那么多凝集素，为什么牛、羊、马可以完全以谷类为主食，而不会有我们的发炎问题？一样地，这和身体的糖分子有关。

这些动物体内主要的糖分子Neu5Gc不会和谷类的凝集素结合，所以他们吃谷类和豆类不会像人类有那么多状况。人类的血管和肠道细胞带有非常容易受到植物凝集素影响的Neu5Ac，所以有些人吃谷类、豆类和谷饲禽畜的肉会让肠漏变严重，让身体到处都在发炎。

前面提过古埃及文明以小麦和面包为主食，木乃伊解剖除了观察到蛀牙，也在动脉血管发现明显的发炎。这除了是过度摄取碳水化合物之外，大概也离不开凝集素的影响。

过量的碳水化合物和肉食都会带来负担。断食，则是一种恢复

　疗愈的饮食与断食：新时代的个人营养学

的方法。但从来没有断食过的人，可能因为适应不来，反而白白挨饿却得不到效果。正是为了帮助大家适应，我才会在第 12 章提到**先从断糖开始，用大量的脂肪让身体取得能量，将造出代谢负担和过敏的食物先排除掉，并减掉一或两餐，让身体得以休息与修复，这本身就是一个大解毒的过程。**

写这本书时，我大多数时间在断食。有一次断食前，我先用生酮饮食来调整，当然会吃一些肉。每次吃就能体会到肉食对身体带来的满足感，但同时也有一些毒素的负担。这些毒素和情绪的结，都会累积在脂肪里，在断食那几天，情绪不稳会浮出来，重金属也会排出来，这时候要懂得用微量元素螯合的道理，用大量的植物的酸把重金属包起来，让它有机会排出身体。

透过几十天断食，这些毒素都排掉后，全身很轻松，都是光，身边的人都可以感觉到。断食期间，也尽量动起来，随时把自己和环境收拾干净，许多习气也跟着改。这一生可以过得很清爽，不留什么尾巴。

31

透过简化，调整饮食来减轻过敏

谈到这里，我想起一位朋友 Keri。她在餐厅工作，虽然有些过重，但金发的她相当漂亮。我常常去她工作的餐厅，也自然变成了好朋友。

有一次我去用餐，她让我看她腿上块状的"脂肪水肿"（lipedema）。这是一种发炎疾病，在美国是肥胖的人相当普遍的症状，既不美观，也不舒服。她很烦恼，因为没有钱去做抽脂手术。

我跟她说，这个状况不需要手术抽脂，主要是饮食淀粉类和糖的比例太高，从断糖开始调整饮食就会好转。有些人会有"橘皮组织"（cellulite）的困扰，也一样可以从饮食调整着手。我趁她工作的空当，短短几分钟把这本书前面的重点谈完，建议她先减糖，再进入生酮饮食。

我也跟她提到要注意饮食里的凝集素，像番茄、豆类要特别处理过再吃。茄科植物果实的皮和种籽，是凝集素最集中的部位，所以番茄在下锅前要去掉皮和里头的籽。豆类则是在烹调前先泡水过夜，让豆子外表软化，释放出一些凝集素，泡四五个小时就将水倒掉后换清水，再用压力锅将豆子煮到烂熟，用高温高压把凝集素彻

　|　疗愈的饮食与断食：新时代的个人营养学

底破坏后才能食用。

时间很有限，能交代的就这么多。她要工作，我自己在用餐，身边还有客人需要照顾。我们用完餐就离开了，我也没有把这件事放在心上。

一个月后，我又到了同一家餐厅。Keri 好高兴，等不及我坐下就跑过来抱我。她也不管别人在场，就好像看诊一样，把裙子撩起来让我看她的腿，问我还记得原本的情况吗？确实很明显，原本一大块一大块的脂肪水肿已经消失了大半。如果她没有提醒，我几乎想不起来之前的样子。她还告诉我，原本膝盖已经有关节炎，时不时就肿痛，现在也改善了许多。

她的实例和我在亚洲遇到的长期素食的朋友不完全一样，但主要的困扰都是过敏和发炎引起的。透过断糖，将淀粉量减到一天 25 克以下，不吃带有凝集素的食物或在吃之前做一点处理，很快就改善原本的过敏和发炎，进一步将体质转过来。

许多出家人一生受到各种慢性病、自体免疫疾病的折磨，我会劝他们少吃黄豆制品，番茄、茄子这类食物也尽量少吃，即使要吃，也要经过处理。

发酵，可以透过微生物的作用消化掉一些凝集素。华人熟悉的泡菜、欧洲用传统方式长时间发酵的面包，都可以将凝集素预先消化掉大半。我在前面提到，将番茄去皮去籽、煮豆子前先将豆子泡水再用压力锅煮透，也是清除凝集素的方法。

当然，要少吃带有凝集素的食物，得先知道哪些食物带有比较多的凝集素。需要避开的名单包括各种谷类、种籽、豆类、瓜科和茄科的蔬菜，还有以谷类与豆类喂食的动物肉，以及不当令，还没成熟就被采下来事后催熟的水果。

谷类，特别是玉米、小麦、稻米；一些与谷类近似的种籽，如藜麦、奇亚籽、荞麦；豆类，例如花生、红豆、白扁豆、绿豆、扁豆、鹰嘴豆、黄豆、腰豆；瓜科和茄科的蔬菜，例如南瓜、栉瓜、枸杞、番茄、茄子、彩椒、青椒、辣椒、马铃薯。这都是凝集素比较多的食物。

有些食物的凝集素含量比较低，是减敏饮食的安全清单，像是茴香、莴苣、芽球菊苣等绿色蔬菜；花椰菜、绿花椰菜、白菜、卷心菜这些十字花科的蔬菜；还有蘑菇、芦笋、芹菜、洋葱、地瓜、芋头。牛油果和橄榄油也是低凝集素的油脂来源。

如果我们要尝试减敏饮食，可以参考这些项目开始实验，自己尝试，观察自身的反应。

净化后，再慢慢引入其他饮食

现代人的过敏和自体免疫问题相当普遍，不能不处理。我的看法和在第 27 章谈肠道修复是一样的：一个人如果能断食，就能够达到这里所谈的修复肠道，并且避开凝集素和各种过敏原的作用。但大多数人无法一下子就进入断食，自然需要一些过渡、一些帮助。

这些年来，可以说几乎人人都有肠漏。一方面食物残留农药和抗生素的情况太普遍，使肠道的好菌难以生存。而华人吃蔬菜的习惯以熟食为主，也就失去了生菜里对温度敏感的营养素和植化素。所以我才会鼓励大家多用第 23 章提到的生机饮食，这对肠道是很好的修复。无论是吃素或吃肉，都可以多吃蔬菜，哪怕在减糖，还是可以吃膳食纤维，一方面容易吃饱，另一方面也照顾肠道里的好菌。

此外，我会建议大家改用饱和脂肪含量高的椰子油，以及好的橄榄油、亚麻籽油、鱼油，或配合吃小型的野生鱼类，像沙丁鱼、鲭鱼。避开深海鱼，因为有重金属累积的疑虑。再配合间歇性断食，三餐降到两餐，再降到一餐，首先做一个净化、简化。

简单来说，有效的生活调整包括：采用高膳食纤维的低糖饮食、摄取益生菌、记得吃发酵食品、从蔬菜取得植化素、摄取鱼油、从事适度的体力活动、晒太阳、接触红外线、摄取菇菌类、学习放松，这些都能保护肠道的健康，并且降低发炎的状况。

简化阶段过后，还是鼓励大家进入蔬菜和植物为主的饮食。当然，要重新进入植物为主的饮食，还是要注意凝集素的问题。地中海饮食常见的鹰嘴豆、印度饮食的扁豆、许多人都爱吃的坚果，都是很好的蛋白质来源。但一样地，就像前面提过的，豆类要经过处理。还有，杏仁和腰果去皮后也可以减少许多凝集素。

我在台北身心灵转化中心照顾过许多生病的朋友，为了争取时间，在透过微量元素、呼吸、运动帮助他们净化身心的同时，我也会建议他们不要吃肉，改用生机饮食或搭配蔬菜汁断食。

这些朋友在改成新的饮食时，有时候难免会想吃肉，但心里又害怕。我会跟他们说不需要那么紧绷，不需要因为还想吃肉，就觉得自己好像犯了什么错。我也跟他们说，可以找一个空当，比如周末，吃点鱼或草饲牛的牛肉试试看。其实大多数人在经过净化之后，体质会变得敏感，一吃就能体会到肉里头有些东西让人不舒服，反而自然就放过了。

对我来说，一切还是回到中道。**从饮食来说，除了减轻过敏的问题，最重要的还是恢复代谢的灵活性，倒不是非吃什么或不吃什么不可。**

32
减糖、减敏：现代饮食调整的共同工具

这本书走到这里，如果你已经自己尝试过，一定会有一些个人的体会。我谈饮食的调整，以及接下来要谈的断食，重点首先不是减重，而是为了恢复弹性，尤其是代谢的灵活性。此外，减轻过敏也是恢复健康的一个关键。

华人本来就有"辟谷"的传统，也就是不吃五谷杂粮，作为一种养生的方法。你大概也发现了，这和我前面所谈的，共同的重点就是减糖、减去碳水化合物，差异只是在于要减到什么地步。

对我而言，有些饮食能在短期内带来很好的调理效果，自然值得采用，做一个快速的清理。像当年为了探究是不是植物的成分导致过敏，我也会短时间采用纯肉饮食。然而这只是一段时间，不适合长期使用。

谈这个实例，是给一些吃素或长期吃得很健康，都采用有机食材的朋友做参考。如果一直有过敏问题，即使不用纯肉饮食这么激烈的手法来调整，也可以依照第 28 ~ 31 章的原则来尝试，先将可

疗愈的饮食与断食：新时代的个人营养学

能的过敏原挪开。

此外，如果长期素食，但有代谢症候群，甚至有糖尿病，我也要再一次提醒：许多素食者过度依赖面饭作为主食，甚至可以说吃的都是过度加工食品。为了对生命友善，反而让身体往慢性病前进，这是多么可惜。

这样的朋友可能最需要透过第 12 ～ 18 章所谈的断糖、少用精制淀粉，或进入低糖饮食来调整。同时尽量采用大量蔬菜的生机饮食，搭配足够的好脂肪，或至少改吃原型食物，吃食物本来的原貌。除了基本的烹调之外，愈少加工愈好。

我在下图再一次将各种饮食法的三大营养素比例带出来，方便我们比较。近年流行的纯肉饮食、低糖饮食、生酮饮食、原始人饮食，与其说是主张"吃什么"，倒不如说"不吃什么"才是重点。

常见饮食法的三大营养素占热量比

《USDA饮食指南》
30% 脂肪　50% 碳水化合物　20% 蛋白质

素食
25% 脂肪　50% 碳水化合物　25% 蛋白质

地中海饮食
35% 脂肪　50% 碳水化合物　15% 蛋白质

标准美式饮食
35% 脂肪　50% 碳水化合物　15% 蛋白质

原始人饮食
40% 脂肪　30% 碳水化合物　30% 蛋白质

低糖饮食
10% 碳水化合物　70% 脂肪　20% 蛋白质

生酮饮食
5% 碳水化合物　80% 脂肪　15% 蛋白质

纯肉饮食
0% 碳水化合物　75% 脂肪　25% 蛋白质

有些人在采用纯肉饮食时，完全不吃碳水化合物，有些还是会吃少许米饭，但比例还是相当低。从能量和代谢的角度来看，纯肉饮食、生酮饮食、低糖饮食、原始人饮食和地中海饮食，都强调吃原型食物，减少糖分和淀粉的比例，甚至连酱料都鼓励自己做，这自然会减轻添加物对身体带来的负担，而修正过度加工食品和高碳水化合物带来的问题。

但无论生酮、低糖、原始人饮食和地中海饮食，我都建议多采用蔬菜。我也常提醒采用生酮饮食的朋友，不要摄取过多蛋白质而变成纯肉饮食，长期下来对身体的负荷太重了。这一点，不光是对华人特别明显，其实许多西方人的体质也耐受不了长时间肉类为主的饮食。接下来进入断食的讨论，我会再多说一些。

饮食的简化，对我是很单纯的道理：**如果一个东西有害，就不要去吃**。无论是碳水化合物、是红肉、是全谷类、是某种会让人上瘾的物质，只要对你有害就不要吃，不需要让自己被这个物质绑住。

身体已经在告诉我们，某个东西会让人拉肚子，某些东西会让人胀气，而某些东西会让人发炎，我们为什么偏偏还要吃它？

每个人其实都有这种敏感度，只是忘记了，甚至被一些健康的观念绑住，而忽略了自己的感受。像有些人很追求健康，运动相当投入，也尽量吃得健康，但肠漏的问题很严重，关节也发炎，那是非常可惜。

如果懂了我们在这里所谈的减法的饮食调整，只要把带来过敏、会加重代谢负担的食物挪开，让肠道恢复，免疫系统就可以得到休息，让发炎减轻，而精力也得到了补充。

　　　　　疗愈的饮食与断食：新时代的个人营养学

33

饮食的疗愈，离不开放松与正向的心情

谈了这么多饮食的重点，我也要提醒，饮食调整需要轻轻松松来进行。饮食的疗愈，其实离不开个人面对压力的反应。

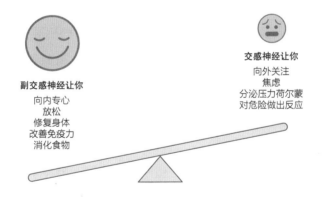

交感神经让你
向外关注
焦虑
分泌压力荷尔蒙
对危险做出反应

副交感神经让你
向内专心
放松
修复身体
改善免疫力
消化食物

如果你懂得自律神经系统交感、副交感作用的原理，那么你大概可以猜想到**身心放松，就是促进疗愈与修复的状态**。毕竟在生存第一的原则下，任何危机都必须全力以赴，没有应付其他事情的空间。不那么紧急的功能都要等到危机过去，身心放松下来才能进行。

提到饮食和健康，也是一样的。一个人为了健康减重，如果光是严格限制热量、运动过度，对身体造出太大压力，反而瘦不下来。我们吃得太少，身体会把这种情况当作饥荒，将警讯传送给脑部，然后开始从每个角落省吃俭用——促进蛋白质分解、降低新陈代谢率，再提高饥饿的讯息，总之尽量想办法多吃，把每一丁点摄取的热量都留在体内。

这就是生命的奥妙。是靠着这样的机制，人类在地球生存到现在。生命的奇迹没有缺少过，只是现代人生活步调、环境、饮食的变化太大，让我们需要做一点调整，来配合集体的变化。

一个人如果想改变生活习惯、转变体质、恢复健康，在压力状态下进行只会事倍功半，我们的潜意识会把这些举动小题大做而启动各种防御措施，设法维持现状，反而让改变失效。所以面对改变，我并不认为要吃苦才能成功，而是强调 Little pain, big gain. 事半功倍的做法，甚至到最后是 No pain, big gain. 轻轻松松得到健康。

就像我在第 12 章讲到断糖实验，对于一个想调整饮食的人，要从饮食拿走糖，也要让他在营养和代谢上得到适当的补充和加持，帮助他将体质转过来。体质一转，饮食的习气自然会跟着松动，甚至是 180 度的转变。

如果你还记得的话，对于习惯吃肉的朋友，我不会强调肉食带来多少负担，而是让他体会到，即使不吃糖，还是可以先从肉类和脂肪得到满足，再加上懂得采用有生命力的蔬菜，他根本不用担心会饿肚子。对于习惯吃素的朋友，我当然更不会勉强他吃肉，而是让他知道，放开甜食，还是可以从营养的坚果、好的椰子油、印度酥油和新鲜有活力的蔬菜，得到足够应付一天的精力，甚至头脑更清晰，情绪也变得更稳定。

一个人光是意识到自己的健康走下坡，而主动希望透过饮食和运动来调整体质，就已经打开了疗愈和修复的大门。我们完全可以为他庆祝并且帮助他顺利达成，而不是拿许多规定要求他遵守。

整个过程也只是帮助和鼓励，配合他的习惯很轻松地转到另一个方向。而他一旦亲自体验到效果，就会更心甘情愿去配合，自然而然把过去的习气给放下，甚至根本忘了。

我也常提醒大家，用餐时要轻松愉快。如果在用餐前做一个感恩的仪式，也许祷告，也许是简单的谢谢，都能让身心从原本的急促脱离开来，变得比较柔软。放松的身心，对消化功能是有利的。

吃饭时，也不要再去关注别的事，让吃饭只是吃饭。如果能够细嚼慢咽，小口小口地吃，再三咀嚼后再吞咽，那是再好不过。咀嚼能切碎食物，让唾液的酵素充分浸润食物，不只减轻消化道的负担，还让我们不知不觉吃少一些。你可以试试看，慢慢享用每一口食物，完整品尝口感和风味，自然会让脑部的神经传导走向满足的那一端。

缓慢咀嚼食物，细细地品尝，都会释出带来饱足感的气味分子。饱足感通常在进食后20分钟才能感受得到，所以我们要慢下来，让脑部有时间产生饱足感。永远不要赶着吃完饭，而要像国王一样带着感谢和喜悦，好好品味每一口的滋味。

包括断糖，保持正向而放松的心情都会很有帮助。皮质醇是一种压力荷尔蒙，一般情况下，在睡醒前开始增加分泌，让血糖提升，准备我们醒来面对一天。然而一个人如果随时紧绷，皮质醇不断分泌，血糖随时都是高的，胰岛素也只好持续分泌，降不下来。这和我们希望透过断糖重新设定胰岛素和血糖的基准值，减轻代谢负担，作用是刚好相反。

我们虽然是在做一个好重要的习惯调整，但是，带着轻松愉快的心情去做，效果远比皱着眉头，随时正经八百，担心犯错地做要好得多。

再举一个例子，如果一个人工作时间太长、心里总有事在担忧或体能不够，他不是不知道运动的好处，但就是提不起精神。面对这样的朋友，实在不需要再三劝告不运动有多糟。可以的话，我会带着他轻轻松松动起来，也许只是在座位上做一点结构调整的动作、出去散个步、在公园跳起来，让身体活动和轻松愉快的感受联结在一起。我会在第35章介绍"30天健身挑战"，也就是一天增加一点强度，帮助他给自己一些鼓励，就这样把体能建立起来。

一个人从运动感受到精神变好、力气增加，而不是一运动就精疲力尽，他接下来自然会找时间去活动、去运动。这样的效果，不是规定一星期几次、一次运动几分钟、心跳要达到多少以上，可以比得上的。

这是从正向的角度来帮助达成生活习惯的调整。相信你已经看出来，这么做可以让自己和别人从压力反应跳出来，进入一个正向而放松的循环，让生活习惯调整更轻松而不费力。

当然，生活不可能完全没有压力。有些压力是短期的，比较容易克服或随时间消失，有些压力是长期而持续的，更需要我们懂得踩刹车来帮助自己。

一个可以随时帮助自己调整步调，重新面对生活压力的工具，就是呼吸。一般人在紧张和压力的状态下，呼吸会比较浅，也比较

疗愈的饮食与断食：新时代的个人营养学

急促。这时候，最快调整自己的方法，就是将吐气尽量延长，同时感受自己就好像把窝囊、疙瘩和不愉快，也跟着吐气一起送出去。

我们可以试试看，把注意力放在吐气，轻轻吸气，长长吐气。几分钟后，会感觉到肩膀松了下来，心里也不那么紧绷。情绪开始流动，可以笑，可以流眼泪，和自己变得亲近了一些。

我还不用谈到对健康的好处，相信大多数人都能体会到这种比较放松、温暖、有人味的感受，会是陪着我们面对人生最好的方式。

另外，我还要提醒，只要是环境或人生阶段的变化，即使是喜事，也是一种压力源。比如年轻的孩子考上大学、离家独立生活，这是成长过程的好事，但也可能带来压力。同样地，不光离婚、结束一段关系是压力，进入一段关系也需要调适。生理的变化也一样，女性生理期、怀孕生产、更年期，都会带来挑战。

这时除了多给自己打气，更要懂得顺着环境和生理的变化，进行饮食和生活习惯的调整。就像我在第 21 章给 Lucy 的建议，针对个人的状况来进行，会是很好的开始。

34

饮食调整，配合运动
——抗老化、重新启动身体

西方医学之父希波克拉底在 2500 多年前说："光是吃不会让人健康，我们还需要运动。虽然进食和运动看来是相反的，但两者加在一起却能促进健康。"这句话现在来看，是再合理不过了。

我们吃了一顿大餐，会刺激胰岛素分泌，将血液的糖带进细胞里使用。但如果平常活动量少，细胞根本还不需要补充营养，也就不会让糖分进来。这时身体为了维持血糖平衡，会产生更大量的胰岛素，希望让细胞知道营养来了，要赶紧采用。但因为我们还是坐着不动，肌肉没有能量需求，所以不会有所回应。

这就是胰岛素阻抗，也是现代人活动量少又营养过度的失衡情况：静态的生活方式，让身体在大量饮食的刺激下，到处都是胰岛素和细胞不再需要的糖。到最后，胰岛素只好启动肝脏的脂质合成作用，将细胞不需要的养分转化成脂肪。

然而如果我们站起来活动，肌肉开始需要能量，就有了对糖的需求，可以将饮食带来的糖现场消耗掉。就这样，身体不再对胰岛

　疗愈的饮食与断食：新时代的个人营养学

素反应迟钝，胰岛素阻抗也就得到改善。

我在第 12 ~ 18 章谈到不吃精制糖、减少精制淀粉摄取、低糖饮食，可以减少对身体的刺激，不再那么大量分泌胰岛素；如果再加上运动去消耗糖，让肌肉恢复对胰岛素的反应，也就是同时从胰岛素作用的刺激端和反应端着手，就可以不知不觉将胰岛素过量的危机解除，从"胰岛素阻抗→代谢症候群"的陷阱把自己拉回来。

从断糖开始，启用第一把恢复健康的钥匙，减少对胰岛素的刺激。运动可说是第二把恢复健康的钥匙，加速改善胰岛素阻抗的体质，并且减缓甚至停止通往糖尿病和各种并发症的脚步。

在各种运动中，**健身让我们建立肌肉，这是身体活动起来的基础，也是刺激新陈代谢转化最快的方式**，让身体从消耗转向成长。用专业的话来说，就是从异化作用转向同化作用，一个人的生化反应转过来了，自然开始恢复精力。

前面谈到断糖和运动是恢复健康的两把钥匙，对我来说，**恢复健康，讲的就是抗老化。**

许多朋友认为，一个人年纪渐长就免不了血管硬化、血压升高、骨质疏松、消化衰弱；女士骨盆肌肉会失去控制力，而男士会有前列腺的困扰；反应、记忆、视力、听力也会逐渐衰退；皮肤松弛、肌肉变少、肌力慢慢流失、耐力下降、动作愈来愈不协调。至于什么时候生活会无法自理，谁也不知道。

这就是我们在周遭看到、从别人听来的"老"，我们也觉得自己迟早要走上同一条路。但对我而言，**老化与年龄无关，最多是代谢失去了灵活性，进入了一种强烈的制约，变得僵化。**

一般人对老化的想象和期待，基本上是一种集体的制约。人锁定了这个制约，也就有意无意从各个层面把自己和别人往这个方向推进，根本不会再去想什么抗老化，完全忘记了人生不见得只能活出这样的可能。

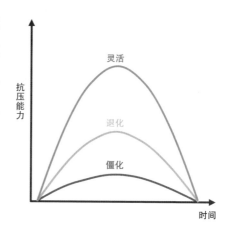

让我再强调一次，老化与年龄无关，而是身体的使用进入了一种僵化、失去弹性的局面。**长期的饮食失衡，会造出老化；身体随时都有过敏和发炎，也会造出老化；长时间没有疗愈的疾病、紧绷的生活方式，也一样会造出老化。**

我所谈的抗老化，主要是针对过去不良习惯的制约，透过饮食和运动两把金钥，修正失衡的原因，帮助身体更容易回到原本的健康。

有些朋友怎么少吃多动都减不了体重，只要饮食控制稍微松懈，体重不光回升，还增加得比之前更多。如果你已经有这个情况，不妨试试看第一把金钥：从第 12 章的断糖开始调整饮食。毕竟内分泌和能量代谢对减重的影响，远大于个人的意志力，一个人的胰岛素浓度偏高，再怎么努力运动或限制热量摄取，都是瘦不下来的。

这种情况下，跟着第 12 章的建议用脂肪取代糖，一方面给予身体足够的热量，守住能量代谢的平衡点，也就是基础代谢率或体重的设定点不会往下移，另一方面不再刺激胰岛素。**守住代谢率，重新设定身体的内分泌，再加上生机饮食带来活的营养与微量元素，会得到更好的结果。**

另一把抗老化的金钥就是适当的运动。**运动的目的不只是减重，更是重新唤醒身体与脑的联结。**身体的活动，是全身从脑到肌肉不断交换讯息的结果。脑和神经系统每秒要处理几十亿位元的信息，把大量信息传送到不同的肌肉和身体部位，让身体每一个角落能协同运作，达到稳定和平衡。

许多朋友还不到肌肉流失的地步，但因为长期缺少活动，肌肉失去回应讯息的能力而变得"麻木"，不光力气不够，对环境的变化也反应不来。这种情况更是需要动起来，不光是重长肌肉，更要重新启动肌肉处理讯息的能力。

一个人如果能持续运动，可以启动 7000 个有益健康的基因表现。这些基因活化起来，就是从最基础的层面为身体建立全新的回路。

提到抗老化，我们自然会联想到要长生不老或至少活久一点、长寿一些。长寿研究是一个很有趣的领域，毕竟科学家自己也受到寿命的限制，并没有无限长的时间可以去观察别的生物有多长寿。这时候，生命周期比人类相对短暂许多，基因资料又完整的酵母菌，就是一个不错的观察对象。

科学家也确实从酵母菌找到了长寿基因，后来把同类的基因归纳起来命名为 sirtuin。把 sirtuin 基因转到原本不那么长寿的酵母菌，可以让寿命延长 30%；把这个基因转到别的生物，像是线虫，也让寿命延长了 50%。

sirtuin 长寿基因是许多生物共有的基因，从小小的酵母菌到人类都有类似的基因。但这个长寿基因几乎大多数时间都不会作用，只有当生物感受到压力，像是因为饥饿导致能量不足，或环境出现异常的高低温，长寿基因才会被活化来提高能量利用效率，减少自由基对身体的伤害。

从 sirtuin 长寿基因的例子来看，可以说长寿的机制早就写在身体里，而**断食和运动将身体多余的能量消耗掉，可以帮助我们启动长寿的机制**。断食的部分，我在这本书的后半部分会打开。然而在进入断食之前，让身体动起来，已经是一个重新启动长寿、抗老化的方法。

35
你个人的 30 天健身挑战

我自己喜欢运动，也把握各种机会推广运动。运动有各种帮助重新设定代谢、内分泌与神经回路的好处，我特别在《真原医》将运动的主题打开，并且将运动分为 3 种：健身、有氧和拉伸。在这里，让我从一般朋友误解最多的健身开始。

我 20 多年前回到台湾时，发现大多数人并没有健身的习惯，一谈到健身，马上想到举重练肌肉，和肌肉发达到有些吓人的健美先生。也因为这种观念的落差，大多数人受伤、疲惫、老化、缺乏活动而失去肌肉量和肌力时，并不会想到要健身。这时候，人很快发胖，身体变得松软，进入代谢症候群的开端。

早年，我时常在各种推广真原医和身心健康的场合，包括台北的身心灵转化中心对大家说：健身并不是年轻人的专利，年纪大的朋友更需要健身，这是扭转代谢的关键。**一个人即使已经活到 100 岁，还是要每天健身，建立肌肉来满足日常生活的运作。**

为什么这时候更需要健身？很多人没有想过，身体的活动需要适量的肌肉来支持。同时，身体保留愈多肌肉组织，愈能守住一定的新陈代谢率，帮助热量消耗。肌肉开始使用能量，本身就减轻了胰岛素阻抗，再搭配前面谈到的断糖，是预防代谢症候群和老化的两把钥匙。

现在年轻的一代已经有健身的观念，反倒是中年以上的朋友，还需要一点鼓励，把自己的身体带动起来。

从主要肌肉群着手

健身主要就是锻炼肌肉，我会提醒大家从**大腿、臀部、上臂**以及**腹部**的肌肉开始。这些肌肉群占了人体 3/4 以上的肌肉量，只要持续训练，把身体的代谢带往促进生长的一端，很快就能看到健身带来的健康效果。

健身，不见得需要用各式各样的器材来锻炼，完全可以利用自己身体的重量来进行。深蹲、推墙挺身、伏地挺身、引体向上、开合跳……这些动作不受空间或时间的限制，就可以训练到身体主要的肌肉群。

美国有一种运动的风气叫作街头健身，是利用公园、广场、家里本来就有的栏杆、单杠、高低杠、拉环来进行。时间不会被绑住，只要有基本的肌力，懂得依照强度循序渐进，一样可以随时训练肌肉，维持身体的活力。

我自己早上也会在公园运动，有时候做结构调整、跳螺旋舞，有时候做开合跳、引体向上、伏地挺身和深蹲。很有意思的是，每次只要我开始做，虽然没有招呼其他人，但附近的人自然也会跟着做。就好像身体的动有一种活力，可以把大家连接起来。

强度逐渐增加，自然看到效果

提到循序渐进，我也需要简单谈一下什么叫作运动的强度。强度可以从运动需要承受的重量来看，抬起一盆水，比拿一小杯水的强度大很多。另外，强度也和动作的幅度有关，动作大，强度就大，有跳跃的动作也比没有跳跃的强度大。当然，强度也和运动时间有关，时间长，强度大；时间短，强度小。至于讲究速度的运动，速度快也就带来更大的强度。

每个人能承受的运动强度不同，以伏地挺身来说，如果一个人的手臂和腹部缺乏锻炼，撑不住身体重量，别说做不来伏地挺身，若硬逼着自己做，还会用错误的姿势来代偿，反而导致腰部受伤。

这时可以将强度降下来，改成站着推墙挺身，同样也能训练到手臂和腹部。关键是，从自己做得来的强度开始。

一开始，也许5次推墙挺身就觉得累；第2天，再做5次；第3天，再做5次；这时可能已经适应得来了，隔天可以开始变成6次。这么每天加上1次，让强度循序渐进，不知不觉肌肉量就会增加，也有力量了。

健身时，呼吸速度保持不变，维持鼻吸鼻吐，出力时吐气，吸气时收回力量。**在运动时保持鼻吸鼻吐是最好的辅助，让人对自己的状态能够保持觉察，提高运动安全性，不会因为上气不接下气，反而为身体带来负担。**

有些朋友并不是没有肌肉，只是因为忙碌或疲劳而缺乏锻炼。这时可以从1天1个或几个伏地挺身开始，每天再多加1个；3个多月后，1天就能做100个伏地挺身。只要做，很快就会发现手臂线条和身形的变化，人也显得精神了。

不同的健身动作也可以串联起来进行，让身体各部位的肌肉都能得到训练。

个人化的锻炼

我多年来在同仁的帮助下，在台北的身心灵转化中心，透过饮食、微量元素和运动，照顾一些需要调整的朋友。除了团体的运动课，更针对年纪大、肌肉活动少、生病的朋友，提供个人化运动指导，帮助他们恢复日常活动、扭转体质。我特别请运动老师有耐心地陪伴这些朋友，给予鼓励，排定训练项目，针对他们的情况做调整。

这两年的疫情让大家生活静态化，很容易转向慢性病的体质，我感觉有必要把这样的课程分享出来，也就请同事设计了《零基础健身》。透过影片，从任何角落都能进行的深蹲、伏地挺身、引体向上开始，陪大家**重新学会使用大腿、臀部、腹部、上臂的肌肉，将肌肉力量建立起来**。

这样子，无论环境有什么变化、即使无法出门上运动课，我们都可以自己重复学习与练习，让身心用正确的方式动起来。

有基本体力的朋友，可以做《真原医》的"有氧健身"。这是兼顾有氧与健身，有效改善心肺功能、血液循环、提升精力的运动方式，整套动作大约15分钟，速度也比较快一些。如果感觉跟不上，可以从《零基础健身》开始，坚持几天让体力上来，就可以跟上了。

一个人愈忙碌，愈是需要做这些运动。如果不过瘾，可以多重复几次。

现在就动起来，是最重要的。我在《真原医》提过，**想要转化习气，**

疗愈的饮食与断食：新时代的个人营养学

让身体动起来，真正去做是最好的方式。一方面让念头不只是念头，不再只是脑神经一个不断无效重复的小回路，而是透过肌肉的动，与回传到脑部的讯息，让这个回路扩大，变成一个在全身畅行无阻的回路；另一方面，许多朋友大概也经历过，有时候心里会浮出一些灵感、动机或直觉，但不到几秒，脑的回路和旧习气马上会冒出来阻止新的行动。所以，把握时间更是关键，现在就开始吧。

首先，写下你做得来的 1 个或 1 套健身动作（例如深蹲 10 次、推墙 10 次），如果你要开始这次的 30 天挑战，今天就做，然后明天开始各加 1 次，作为第 1 天的健身挑战。接下来，1 天再加上 1 次。

当然，你做着做着可能会觉得不够过瘾，那就自己把次数往上加。也有可能到了一定的次数，会希望维持这个次数一段时间，都是可以的。

你可以为自己准备一个 30 天的表格，将每一天的目标次数写下来。

肌肉的力量建立起来，精神会变好，行动也便利许多，让你能接触更多运动、拓展生活的领域。肌肉有了力气，也更容易保持良好姿势，连莫名的酸痛都会好转。

我也请你留意自己这阵子心情和精力的变化，当然这不光和运动有关，也受到饮食和压力的影响。这些因子都可以是观察、记录的对象。然而别忘了，最重要的还是你自己。

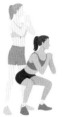

零基础健身

30天健身挑战

Your Body-Building Challenge

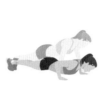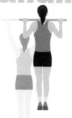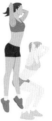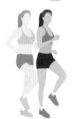

DAY 1	DAY 2	DAY 3	DAY 4	DAY 5
□深蹲＿＿次 □伏地挺身＿＿次 □引体向上＿＿次 □其他 □想对自己说	□深蹲＿＿次 □伏地挺身＿＿次 □引体向上＿＿次 □其他 □想对自己说	□深蹲＿＿次 □伏地挺身＿＿次 □引体向上＿＿次 □其他 □想对自己说	□深蹲＿＿次 □伏地挺身＿＿次 □引体向上＿＿次 □其他 □想对自己说	□深蹲＿＿次 □伏地挺身＿＿次 □引体向上＿＿次 □其他 □想对自己说

DAY 6	DAY 7	DAY 8	DAY 9	DAY 10
□深蹲＿＿次 □伏地挺身＿＿次 □引体向上＿＿次 □其他 □想对自己说	□深蹲＿＿次 □伏地挺身＿＿次 □引体向上＿＿次 □其他 □想对自己说	□深蹲＿＿次 □伏地挺身＿＿次 □引体向上＿＿次 □其他 □想对自己说	□深蹲＿＿次 □伏地挺身＿＿次 □引体向上＿＿次 □其他 □想对自己说	□深蹲＿＿次 □伏地挺身＿＿次 □引体向上＿＿次 □其他 □想对自己说

DAY 11	DAY 12	DAY 13	DAY 14	DAY 15
□深蹲＿＿次 □伏地挺身＿＿次 □引体向上＿＿次 □其他 □想对自己说	□深蹲＿＿次 □伏地挺身＿＿次 □引体向上＿＿次 □其他 □想对自己说	□深蹲＿＿次 □伏地挺身＿＿次 □引体向上＿＿次 □其他 □想对自己说	□深蹲＿＿次 □伏地挺身＿＿次 □引体向上＿＿次 □其他 □想对自己说	□深蹲＿＿次 □伏地挺身＿＿次 □引体向上＿＿次 □其他 □想对自己说

DAY 16	DAY 17	DAY 18	DAY 19	DAY 20
□深蹲＿＿次 □伏地挺身＿＿次 □引体向上＿＿次 □其他 □想对自己说	□深蹲＿＿次 □伏地挺身＿＿次 □引体向上＿＿次 □其他 □想对自己说	□深蹲＿＿次 □伏地挺身＿＿次 □引体向上＿＿次 □其他 □想对自己说	□深蹲＿＿次 □伏地挺身＿＿次 □引体向上＿＿次 □其他 □想对自己说	□深蹲＿＿次 □伏地挺身＿＿次 □引体向上＿＿次 □其他 □想对自己说

DAY 21	DAY 22	DAY 23	DAY 24	DAY 25
□深蹲＿＿次 □伏地挺身＿＿次 □引体向上＿＿次 □其他 □想对自己说	□深蹲＿＿次 □伏地挺身＿＿次 □引体向上＿＿次 □其他 □想对自己说	□深蹲＿＿次 □伏地挺身＿＿次 □引体向上＿＿次 □其他 □想对自己说	□深蹲＿＿次 □伏地挺身＿＿次 □引体向上＿＿次 □其他 □想对自己说	□深蹲＿＿次 □伏地挺身＿＿次 □引体向上＿＿次 □其他 □想对自己说

DAY 26	DAY 27	DAY 28	DAY 29	DAY 30
□深蹲＿＿次 □伏地挺身＿＿次 □引体向上＿＿次 □其他 □想对自己说	□深蹲＿＿次 □伏地挺身＿＿次 □引体向上＿＿次 □其他 □想对自己说	□深蹲＿＿次 □伏地挺身＿＿次 □引体向上＿＿次 □其他 □想对自己说	□深蹲＿＿次 □伏地挺身＿＿次 □引体向上＿＿次 □其他 □想对自己说	□深蹲＿＿次 □伏地挺身＿＿次 □引体向上＿＿次 □其他 □想对自己说

36
善用压力，保留适当弹性

我在第 1 章就谈到饮食的疗愈离不开压力的管理，也在第 34 章谈到长寿基因 sirtuin 是在生物遇到压力时才会启动。在这里，我希望进一步将压力与健康的主题打开。

压力让人成长，我们在每一个文化都听过类似的观念。华人会说"不经一番寒彻骨，怎得梅花扑鼻香"来鼓励人要吃苦才能成长。哲学家尼采（Friedrich Nietzsche）也说"杀不死我的，让我更强大"。这些话都在激励人要承受一定的压力，甚至认为有压力才有突破和成长。

不光在心理层面有这样的主张，其实古人早就有类似的药理观念。举例来说，中药会使用现代人认为有毒的重金属入药。公元前 100 年，古希腊本都王国的国王为了避免自己被下毒暗杀，定期服用小量毒素，让身体产生抵抗力。大仲马 19 世纪的小说《基督山伯爵恩仇记》也用类似的桥段，带出各种让人想不到的情节。

这样的观念点出一个重点：适度压力对身体带来的刺激是正向

的，这和华人重视的锻炼是相通的道理。但从另一方面来说，中世纪炼金术家帕拉塞尔苏斯（Paracelsus）也说过"剂量决定毒性"——任何东西如果过度，都会造出毒性。

综合来说，适量的压力可以带来好处，而过量则带来伤害。现代毒理学家则用"毒物兴奋反应"（hormesis）来描述生物面对压力的反应模式。像这张图所表示的，压力在一定范围下，可以加强个体的反应，差不多可以强化到原本的130% ~ 160%左右。但超过个体最大反应能力的压力，反而会让个体反应开始下降，落到低于原本的水平，甚至死亡。

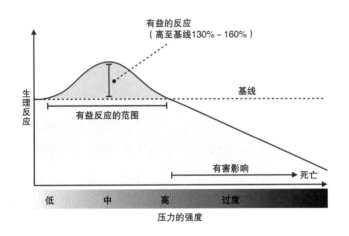

科学家探讨不同的压力来源，包括饮食、药物、对待方式、环境或生活条件的作用，发现压力确实能让个体以后面对相同压力更有抵抗力，甚至对不同类型压力也会有抗性。就好像连生理机制都含有一种自我学习、举一反三的能力。

然而"适量"是关键，强度太低，得到的好处有限；强度太高，所产生的不良作用也就折损甚至抵消了好处。长期的压力会让人失去健康，同时也反映了强度太高。我一般会带着大家用呼吸去放松，因应现代人长期下来过于紧绷的生活步调。

适量的观念值得我们注意，一般人谈到健康，观念往往趋于两极，要不过度保护，不能有一点压力；要不就是盲目追求锻炼，造出过大的压力。这种缺乏弹性的观念，本身就让我们错过了很多重点。

有些朋友绝对不吃西药，害怕生活里可能的种种毒素。为了达成心目中理想的无害状态，而严重限制生活，也局限了身心本来可以发挥的潜能。但可惜的是，从毒物兴奋反应的道理来看，零压力带来的健康好处其实相当有限。

另一个极端是对锻炼和吃苦的盲目追求。许多想要健康的朋友会去练马拉松，忽略了激烈运动对身体反而造出相当大的压力。我在美国会注意足球运动员在比赛时心脏病发作的新闻，而许多人跑完马拉松的身心反应就像生了一场大病，需要好几天甚至更久的休息，才能恢复过来。

不光是运动会过度，饮食也是一样的。有些朋友听说某个健康的成分很好，就一味地去摄取，有些人会因为短时间过量摄取辣椒，承受不了某些植化素的作用而导致食物中毒。就连看来最无害的水，在短时间内喝太多，也会让人受不住而昏迷。更别说咖啡过量会让人心悸、焦虑或腹泻，绿茶长期摄取太多，也有导致肾衰竭的可能。

回到运动，一样可以用这里提到的毒物兴奋反应来看待。不太活动的人，身体的氧化压力很高，体内容易产生自由基，而对健康带来影响；激烈运动的人，身体同样也有自由基过高的问题。适度而规律的运动，才能够降低身体的氧化压力。

37
以适合的运动强度，带来健康

低强度或间歇性的压力，可以强化身体的抵抗力和韧性，对健康有益。**但关键还是在于"适量"，要看我们怎么去找到适合自己又带点挑战的强度。**

至于怎么判断运动的强度，我在前一章提过几个标准，但那主要是客观的比较。我在这里换一个方式，从个人主观的运动体验来判断费力的程度。

最大强度	10+ ↑	尽快跑（像有狮子在追你！）
	10	
	9	喘不过气；无法讲话
	8	
激烈强度	7	喘；不想讲话
	6	
有强度	5	需要用力呼吸并且感觉不舒服
	4	
中等强度	3	呼吸变深但可以正常讲话
轻微	2	
非常轻微	1	很容易保持这种速度并且正常讲话
毫无强度	0	

疗愈的饮食与断食：新时代的个人营养学

我推广过几大类运动，除了螺旋拉伸和结构调整之外，主要就是有氧健身。快走，用躯干和大腿带动身体，是最容易进行的有氧健身运动。有一定的步行速度，让身体稍微流汗，还能够讲话而不气喘，就是理想的运动强度。

大腿肌肉群是全身最大的肌肉组成，占全身肌肉质量的一半以上，能消耗最多的热量，所以快走、阶梯有氧、跳舞、跳绳、体操、游泳、自行车、登山、爬楼梯、平躺抬腿运动、与跳跃有关的运动，都符合我所谈的有氧健身的运动。

进行低强度、长时间的有氧健身，在前 10 分钟，身体会先分解肌肉的肝糖，以提供所需要的瞬间爆发力。接下来，如果我们运动时保持规律而深的呼吸，可将氧气带入细胞，让细胞利用氧气来燃烧脂肪，以提供所需要的能量。

一般人都认为运动一定需要张开嘴呼吸，但用嘴呼吸其实对身体造出相当大的压力，就连专业运动员在比赛或训练后，都需要好多时间才能恢复过来。

如果能改为鼻子呼吸，适应后，无论运动表现或运动后的恢复，都会比原本好得多。

适当强度、松紧交替

有运动专家提出一种省时而有效率的运动方式，特点在于短时间进行冲刺、爆发力的运动，然后休息一段时间。这样的运动，一星期进行二三次就有很好的效果。

这种间歇性的高强度运动，一般人简称为 HIIT（high-intensity interval training，高强度间歇性训练）。

这样的运动要怎么进行呢？让我先举一个实例：一开始先用中等速度跑 2 分钟作为暖身。接下来冲刺跑 30 秒，然后休息 1 分钟。在休息时间，可以原地踏步或慢走。休息与冲刺这两者强度落差所带来的压力，是 HIIT 能发挥健康作用的关键。持续这个"30 秒冲刺 → 60 秒放松"的循环，重复 3 到 12 次。结束后，继续用放松的步调快走或慢跑 2 分钟，让身体逐渐缓和下来进入休息。

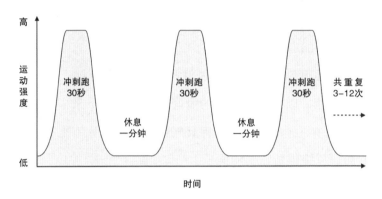

这样的一整套训练可以进行 15 ~ 20 分钟，最多不要超过 30 分钟。你可以找到一些适合的应用程序，帮你依照上面的秒数做 $[120+(30+60)×N+120]$ 的计时，精准守住冲刺／放松的时间与次数，确保达到期望的运动效率。熟练了，9 分钟的高强度间歇训练，燃烧脂肪效率可以抵过持续 45 分钟的低强度运动。

高强度的冲刺可以是跳跃、阶梯、开合跳、打篮球防守的横移步、登山式、波比跳，也可以是游泳、举重、伏地挺身。为了单纯和简化，我自己不会在同一次的 HIIT 里采用不同的动作，而是用单一个动作，例如用不同速度交替骑飞轮，或者采用跑步／走路交替的设计。

HIIT 反复进行的冲刺，重点在于高强度而时间短。身体用到一个地步，无法用氧来进行能量代谢时，就会进入短暂的无氧代谢来取得能量。但因为进入高强度冲刺的时间短，所以不会长时间停留在无氧状态，过氧化物和自由基的危害不会那么严重。

反复的冲刺→放松，可以一再移动代谢的平衡，并反复活化身体对抗压力的机制，包括启动清理和解毒的酵素路径。这是 HIIT 对健康有益的一个特点。如果采用传统式稳定而持续的运动，只有在刚开始运动时能活化一次而已。

HIIT 结合了强度和时间的因素，让运动的毒物兴奋反应充分发挥。由于强度够强、时间够短，一般体能的人都能执行。而节省时间的设计也更容易与生活结合，只要 1/5 的时间就能达到一般的运动效果。

当然，因为强度的要求，HIIT 并不适合体能欠佳、动作不灵活，或有心血管疾病风险的朋友，体能不足的人可能因为耗力或疲惫反而导致受伤。有这些顾虑的人可以从前一章提到的《零基础健身》或《真原医》的"有氧健身"切入，一样会得到运动的好处，但降低受伤或过度耗损的风险。

其实，不只运动可以善用毒物兴奋作用的原则，在适当的强度和设计之下达到最大的健康好处，包括饮食的调整、冷热温度的刺激、营养补充、断食，也可以运用同样的道理来达到健康。

然而这并不代表我们应该拿放射线、酒精或香烟来尝试，这些物质一不小心就会跨过有益的剂量而产生毒性。运动、冲冷水澡（先冲热水再冲冷水），或摄取含有植化物的营养补充品所带来的轻度压力，会是比较好的选择。

压力能带来多少好处，也和一个人的年纪或体能有关。适合某个人的强度或剂量，不见得适合另一个人。年纪非常大的人可能没有足够的韧性，面对压力不见得撑得过去，甚至反而造成伤害。身体健康不佳的人进行冰浴，可能因为压力过大，血管收缩剧烈而导致心脏病发作。这是年纪大或即使年纪不大，但身体不健康的人，在锻炼时应该要注意的。

断食、运动、各种生活调整所造出的压力，尽管在适量时个别都是有益的，但同时发生时，不见得会好上加好。除了前面说的130% ～ 160% 的效益天花板外，还要考虑到各自的作用合并起来，可能产生过量的压力而带来不良的影响。

生活环境的改变，例如搬家、升学，也会带来压力，这时候不见得是开始断食或提高运动强度的好时机。而间歇性的压力，例如运动或断食，应该由休息期来隔开，不要持续进行，要让身体有修复和疗养的空间。

一旦我们懂得善用压力和放松的原理，透过运动、断糖、好的脂肪、适量的蛋白质，让代谢向健康的平衡来移动，拿掉过敏原让身体恢复，也就有机会更深入饮食和断食带来的疗愈。

疗愈的饮食与断食：新时代的个人营养学

38

彻底的拉伸运动，让身心合一

我会用这么多篇幅来谈运动，当然和自己的亲身经验有关。我很年轻时在巴西就有很好的运动表现，也受到很大的注意。虽然运动生涯后来因为受伤而停了下来，但从这个经过，对运动生理以及运动在身心疗愈扮演的角色，自然有很深的体会。

首先，运动当然和这本书所谈的扭转代谢、修正代谢症候群的体质有关。然而更重要的是，**运动是一个让身心合一、松脱制约、解开习气最简单的方法**。除了健身和有氧，我多年来推广的螺旋拉伸、螺旋舞和结构调整更是如此。

我后来在美国和中国台湾也参与许多顶尖运动员的培训和辅导，从真原医、身心合一的全人医学角度，将最先进的运动科学和营养学带给教练和选手。当初许多运动专家过度重视苦练，长期依赖动物性蛋白质和碳水化合物，尤其是糖，来强化爆发力，没有意识到这些都会造出身心负担，而不利于运动员的长期发展。

我对他们强调的，有一部分正是我在这本书所谈的，也就是**培**

养代谢的灵活性，让身体也能燃烧脂肪作为能量，而减少过度依赖糖类和蛋白质对代谢造出的压力。此外，长期的运动表现还是要看身心的弹性。我后来常和同事提到美国橄榄球四分卫布雷迪（Tom Brady），他到 44 岁还能打职业赛，不是靠肌肉爆发力，而是全身的弹性与柔软度。

我记得好几次给奥运代表队的教练团和选手上课，为了强调柔软度和筋膜科学的重要，也不管当时自己早就不年轻，已经是中年人，仍然亲自在台上示范，如何一步一步拉筋而做到 180 度劈腿。如果我都能做到，那么这些年纪不到我一半的年轻选手和教练们，更是可以透过同样的方法，来培养身体的柔软度和灵活性。

这种训练方法，原理和第 37 章所谈的松紧交替原则有相似之处。

身体有一个称为"神经肌肉本体感"（neuromuscular facilitation）的机制，可以保护身体不因为外力过度拉扯而受伤。用劈腿的实例来说，一个人要训练柔软度和弹性，只需要顺着这个保护机制——不和它对抗，停留在最大的伸展角度，不要放松，维持大约 15 到 20 秒，这股反抗的力量自然会退让。这时再继续拉伸，运用身体筋膜本来就有的弹性，就能够劈腿到更大的角度。

一个人如果懂得把身体刺激到一个地步再放松，一步步做到透彻的拉伸、完整的拉伸和全面的拉伸（radical stretch, complete stretch and total stretch），就能充分整合身体的弹性，而能够完整发挥潜力，也更容易从运动带来的紧绷中恢复过来。

如果采用我在《真原医》《结构调整》和《螺旋舞》所谈的螺旋拉伸，更是轻轻松松用最小的动力，就能深入身体每个角落，解开业力和习气的束缚，带来最大的转变。

和一般直线性的拉伸相比，螺旋拉伸更符合生理的结构。**身体组织是透过筋膜以螺旋的方式连接而组合起来，沿着螺旋的方向做彻底的拉伸运动，能一一解开身体的僵化、堵塞和粘连，而让身心活泼起来。**

　　身心贯通而一致，自然能适应饮食的调整和断食。或者反过来说，更能得到甚至享受饮食和断食带来的疗愈。

　　前一章谈到压力要松紧交替，让运动带来最好的健康效果。其实运动员所面对的压力，无论是身体或心理，都远超过一般人平常承受的范围。特别在面对重要比赛时，更是如此。如果只懂得硬撑，而不知道化解长期累积在身心的压力，总是透过一些行为和习惯来代偿、来宣泄，那早晚会在身体和心理层面造出各种问题。

　　我自己也是运动员，知道在场上的经验需要消化，如果能立即做一个感恩和赞美的功课，马上可以融化前一刻的紧绷、挫折和张力，而不会累积到身体甚至心里成为结。有些年轻的孩子懂了这个道理，在练习和比赛后自然会去跟对方握手，表达赞美和感谢。这种心态的改变不光是展现风度，甚至可能就这样改变他们的一生。

　　此外，我也教选手简单的数息和静坐。一个人懂得静下来，可以清清楚楚观察到自己和周边，对运动员而言不光是很好的休息，也是掌握个人表现的关键。这些年，就连 NBA 球星都会主动练习静坐，就是体会到在最激烈的动态中，更需要能够随时回到静，随时给自己创造一个空间，才有长期的表现可谈。

　　我们也是一样的，在这个快速变化的时代，不光是社会的转变很快，就连整个宇宙，包括太阳周期，都处在一个变化的转折点上。面对这种剧烈的动、快步调的转变，我在这本书所谈的饮食调整和运动，更是每一个人都需要做，以支持个人面对这些大规模的变化。特别是这里所谈的螺旋拉伸，可以说是修正身体业力和习气最快的方式，随时可以做，随时把自己带回到中心。

我也将过去的一个录音《心为主，带领习气转变；习气转变，配合意识转化，走向意识与物质的大结合》分享出来，希望陪伴大家从唯识的基础出发，掌握一些习气转变的原则，包括这里所谈的饮食调整、运动和断食，来度过眼前的大变化；更重要的是，领悟不费力的真实。

39

跟着太阳走，迎接活的生命能量、得到休息

有了饮食和运动这两把恢复健康的钥匙，接下来有必要谈一个常被忽略的主题：太阳光。

前面谈到一些高营养密度的食物，无论叶菜、十字花科的蔬菜，还是各种植物的瓜果种籽，它们的营养和热量都是来自太阳。

太阳的光透过叶绿体的光合作用，让空气里的二氧化碳得以转换成植物的养分，再喂养地球上的各种生命。从这个角度来说，支持万物生养，推动我们思考、行动、规划的能量，归根到底都是从太阳取得的。

说地球上的生命是"吃"太阳长大的并不为过，而我们除了饮食，生活的方方面面也早就与太阳分不开。

有地球之初，就已经有太阳。早期人类没有多少衣物的遮蔽，身体和阳光的接触是最密切的，而生命的运作更是配合太阳的起落来进行。从内分泌到生理时钟，都离不开太阳光带来的能量和讯号。

现代人则用衣物覆盖了大面积的皮肤，有时还用阳伞遮住阳光，

再加上白天多半待在室内工作，晒不到太阳的时间太长，到了晚上处处灯火通明，又总是抱着手机不放。这种接受光线刺激的模式，恰巧与身体生理时钟所需要的颠倒。晚上休息不够，白天精神不足，对代谢、免疫和头脑的认知与情绪都是负担。

我在《真原医》谈过太阳光的全光谱，也在《好睡》谈过晒太阳的好处。从下图，你可以看到自然光的光谱是完整的，而人造光像灯泡、荧光灯、卤素灯、LED 灯的照明，都只能带出一部分的光谱，比例也和自然光线不同。长期接触不到足够的自然光，其实是影响现代人健康的一个重要因素。

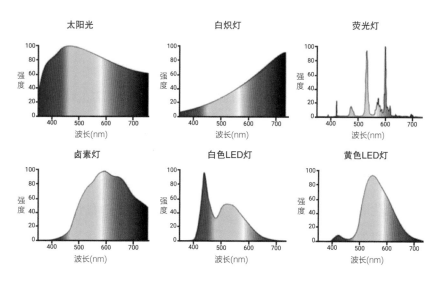

我们晒太阳，一方面能提高脑部血清素与脑内啡的量，让心情好转。另一方面，阳光的能量透过皮肤与视网膜的细胞，将胆固醇转为维生素 D_3。身体自己合成的维生素 D_3 和从饮食得到的维生素 D_2 和 D_3，经过肝脏和肾脏的处理，才能发挥作用，帮助身体吸收钙、镁等矿物质，也促进各种细胞的功能。

维生素 D 是一个作用很广的物质，从胆固醇转化而来。从结构和作用上来说，就像是一种天然的类固醇，除了可以促进钙质吸收、保护骨骼、抗发炎、改善免疫运作、增强肌力，也有抗癌的效果。

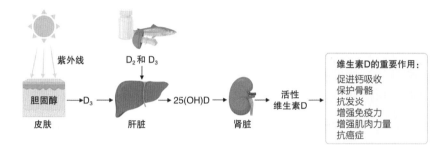

前面提过，一个人体内的维生素 D 含量，和 COVID-19 感染后的严重性有关，但维生素 D 不足的影响其实更广。一个人如果缺乏维生素 D，更容易有胰岛素阻抗、肠漏和免疫系统混乱的情况。目前医疗主管机关建议的摄取标准，最多勉强满足最低的需求，对大多数人而言，其实远远不够。

像美国许多地区偏凉，有充足阳光的时间不长，我平常会鼓励身边的朋友多出门走走、晒晒太阳，让身体自己合成维生素 D，进一步启动天然的抗发炎机制，让 COVID-19 感染可能导致的过度发炎能踩一个刹车。此外，考虑到一般人几乎晒不到太阳，血液里的维生素 D 浓度偏低，我甚至会建议身边的朋友一天补充 4000 或 5000 IU 的维生素 D_3。当然，这些建议是对于长期缺乏日晒，饮食维生素 D_3 也不足的朋友。可惜的是，这就是现在大多数人的情况。

不过，在阳光充足的地区，如果能把握早上 10 点到下午 3 点阳光直晒的时段，穿着短袖短裤，让大面积的皮肤晒到太阳，其实 15 分钟左右就足以透过紫外线将胆固醇转化出身体需要的维生素 D，虽然会晒黑，但不至于晒伤。在美国的话，许多地方没有那么充足的阳光，大概需要20分钟。肤色深和年纪大的朋友转换效率比较低，可能需要晒上更长的时间。

许多长时间在户外工作的农人，一天下来接触阳光和大地的时间够长，他们不见得采用多健康的饮食，但身体的硬朗是大家都能体会到的。可以说，**与阳光和土地接触，对健康的好处完全不亚于饮食**。所以我才会一直鼓励大家要趁周末或假期多出去走走，现代人待在户外接触阳光和自然的时间实在太少了。

至于因为轮班或出差，睡眠周期受干扰而调整不来的人，晒太阳可以让褪黑激素消退，帮助你在白天保持清醒，而到了晚间褪黑激素再度上升后，重新取得睡眠。

一般人搭长途飞机，会吃褪黑激素来帮助休息。但大家不那么知道的是，**除了脑部的松果体会分泌褪黑激素，其实身体细胞粒线体受到近红外线（在可见光范围外波长780～1000 nm的光线）刺激，也会合成褪黑激素**。褪黑激素本身就是抗氧化物质，作用力是维生素E的两倍，而且会诱发一系列抗氧化物的作用。

万一细胞的褪黑激素不足，身体会从夜里睡眠时松果体分泌的褪黑激素来补充。如果松果体分泌的褪黑激素还是不够，自然会影响一个人的睡眠，导致发炎，粒线体的抗氧化保护力下降，加速脑部退化。

这是从细胞和分子的层面来谈太阳光对生命的影响，我过去也在《转折点》中，从更大的层面探讨太阳周期对地球带来的作用，包括电磁场的共振、太阳风对地球的保护力、宇宙带来的辐射，样样都表明了生命是一体而不分的。

个人健康一样离不开这种更大的生命周期，这一点其实不需要等待日后的科学来验证，任何人只要读文献都可以自己发现。只是我们的注意力被局限在每天琐碎的事情上，自然把这么明显的科学给忽略了。

谈这些是想提醒大家：这个年代，大环境包括太阳周期的变化，都进入了一个关键的时期。身边的朋友也听我说过，这段时间其实是人最容易达成抗衰老、抗发炎，而重新回复青春的转折点。正因如此，我才会再一次将这里所谈的饮食和生活习惯调整带出来，希望能为大家争取时间，跟上整体的转变。

40
顺着生理时钟来调整身心

读到太阳光对身体的影响，有些朋友会浮出一种想法，也就是可以透过光线来调整身心。我过去也会提醒有忧郁的朋友，在阳光渐少的秋冬季多照太阳、甚至是采用照蓝光的设备，改变大脑的内分泌，对于心情确实有改善的效果。晒太阳不光可以改善心情和睡眠周期，还能让人面对感染有一定的抵抗力，太阳光的热度与干燥，还可以降低感染后的病毒量，所含的紫外线则有抗菌的作用。

有一个症状被称为是"日落症候群"（sundown syndrome），也就是在太阳下山后，少了阳光近红外线的刺激，身体的褪黑激素下降，让脑部原本就缺乏褪黑激素的阿尔茨海默病或失智患者，特别容易疲倦、焦虑、躁动不安。

这时候，最简单的方式就是白天尽量出去活动，晒晒太阳，到了傍晚采用适当的照明，让身体和太阳的生命场重新接轨。

要记得，刺激松果体之外的身体细胞分泌褪黑激素，需要近红外线，所以住处灯光最好采用白炽灯泡或卤素灯，让人可以放松。

　　　　　　　　疗愈的饮食与断食：新时代的个人营养学

我在《好睡》除了鼓励大家晒太阳，也说过晚上可以点蜡烛或用壁炉烤火。橘红色的火光所带来的近红外线可以让人放松，夜里比较好睡。这一点，也离不开褪黑激素的作用。

复健专家会采用"光生物调节"（photobiomodulation）的原理来照顾受伤的朋友，例如用红外线作为一种疗程。红外线光照可以增加粒线体生成的 ATP 数量，不光让我们觉得更有精神，也提高生化反应的效率，对于伤口愈合、减轻疼痛都有帮助，对慢性疾病的疗愈也有辅助的效果。许多专业运动员在比赛或训练后，会采用红外线光照的疗程来促进身体修复。

一般办公室和公开场所的强烈照明，还有 LED、手机和计算机荧幕的蓝光，作用刚好跟近红外线相反，会影响睡眠、抑制褪黑激素形成，也无法让粒线体得到足够的抗氧化保护。

谈到蓝光，也可以顺道谈电磁波。我在《好睡》提醒过：无论敏不敏感，至少在睡眠时将周边的电器都关掉、拔掉电源，减少对睡眠可能的干扰。现代才有的 LED 灯、电线、手机、Wi-Fi、蓝牙设备所发出的电磁讯号，都是人类百千万年演化未曾接触过的能量波段，已经证实会降低细胞粒线体使用血糖、三酸甘油酯作为能量来源的能力，让胆固醇在血液沉积，血糖、血脂都会高起来。这有点像是从饮食以外的层面同时加速胰岛素阻抗，长期下来和糖尿病、体重上升、心血管疾病与癌症脱离不了关系。

我一再提醒，饮食和作息要顺着生理时钟来进行，说的其实就是顺着太阳和大地带来的生命场生活。我们的身体在夜里的睡眠得到休息、进行维护，而在白天消耗能量、应付生活。如果休息不够，细胞少了维护与清理的机制，受伤的粒线体会产生过量的活性氧分子、自由基，粒线体内的DNA会受损，产出的ATP也会减少。心脏病、癌症、代谢疾病都和细胞内的粒线体受损有关。

但我要坦白说，就算不懂这些和光有关的科学知识也无妨。我们身心的每一个角落早就希望和太阳与地球的周期同进退。看到阳光，我们自然心情开朗，随着太阳升起，亮度提高，我们在早上10点左右精神奕奕，到了下午3点开始觉得疲倦。黄昏太阳西沉，我们也想跟着休息。

身体早就有各种机制，让我们从能量、分子、细胞、器官到行为都与太阳一同共振。我们能做的，就是让自己顺着这个和谐的共振生活，减少现代人自以为重要的效率所造出来的障碍，这是帮助身心自我疗愈的关键。

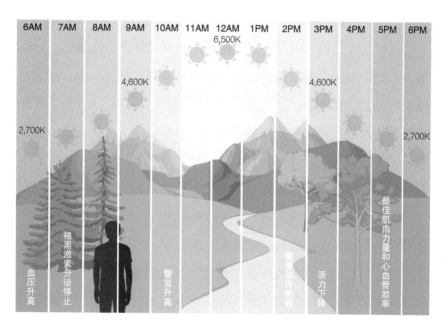

疗愈的饮食与断食：新时代的个人营养学

41

澄清观念，随时可以重新开始

读到这里，我相信你回想一些过去的饮食和健康观念，哪怕当初都认为正确，现在会发现都是错的。当然有些说法称不上是错误，只是误把在某个阶段或某个族群适用的观念，扩大成整体的饮食建议，或把某个单一的食物变成万灵丹，于是反而造出了失衡。

我在这里为大家澄清观念，让每个人都能建立自己的疗愈饮食。前头已经谈过主要营养素、代谢、蔬菜带来的营养、喂养肠道微生物、保持肠道完整性、减轻过敏的重要性，但有些观念还来不及带出来，有些观念则是再重要不过，我不希望被遗漏。

在这一章，我再点出几个重要的关键，希望能帮助你再一次澄清自己的观念，让你在进行个人的饮食实验时，能有好的开始。

✕ 少吃饱和脂肪、少吃胆固醇

事实是：**少了饱和脂肪反而造出更严重的饮食失衡，女士更需要摄取好的脂肪，支持内分泌的周期变化。**

医学专家都告诉大众要用低脂饮食，少吃饱和脂肪，少吃胆固醇来降低血脂肪和胆固醇。但是血液胆固醇其实有 3/4 是由身体自行合成的，从饮食吃进来的胆固醇只占了血液胆固醇的 1/4。此外，是饮食过量的碳水化合物才会直接转成三酸甘油酯，造出血脂过高的情况。

问题不在于饮食里的胆固醇，更不在饮食里的饱和脂肪，但错误的低脂饮食建议已经为我们造出更多的问题。包括各种降胆固醇的斯达汀类药物，表面上让血液胆固醇降下来，但可能对于修复发炎组织、脂肪代谢的正常生理造出干扰，反而衍生更多慢性疾病。

✖ 植物油有益健康，应该多吃

再一个需要澄清的观念是：植物油多元不饱和脂肪有益健康，应该大量采用。

事实刚好又是颠倒，**为了健康，其实应该多用一些来自果实或草饲动物的饱和脂肪**，前面提过的椰子油和印度酥油，都是不错的选择。

从玉米、花生、黄豆、棉花种籽提炼出来的植物油，高温高压再加上有机溶剂萃取除臭的程序，几乎和提炼石油没两样。要经过繁复程序才能取得的油，已经距离食物原本的形态非常遥远，更别说这些植物种籽油含大量多元不饱和脂肪酸，容易氧化，氧化产物可能对健康有害，而促发炎的 omega-6 脂肪酸比例也偏高。

牛油果油和橄榄油是天然果实油，饱和脂肪比例不那么高，很容易榨取，不需要经过复杂的精炼过程。采用有机、初榨的油，可以得到比较多抗发炎的 omega-3 脂肪酸，也带着原本的植化素和微量元素，和精炼种籽油相较是比较完整而健康的饮食。

✖ 少盐饮食预防高血压

许多专家告诉你要少吃盐来避免高血压等疾病，其实这并不是完全正确的观念。

当然，钠和钾的平衡很重要，甚至钾离子的重要性其实是被低估的。对于已经有疾病的朋友而言，确实需要严格的调控，才不会让病情加剧。

但对于一般健康的朋友而言，这些离子量多量少并不是全部的重点，毕竟身体会自行调节，把用不上的离子排出体外。比起来，饮食其他层面，像是糖类摄取过量、过敏导致的发炎，对血压的影响都比盐重要得多。

✖ 细胞需要糖才能维持生命

再一个错误观念是，认定身体和大脑需要糖作为唯一的燃料。

其实，一个人如果断糖，等血液的葡萄糖和肌肉的肝糖被消耗得差不多，身体开始取用脂肪作为能量，而进入生酮的状态时，自然能体会到头脑的清明程度和反应，比吃糖时更好。

不只身体有糖尿病，大脑也会有糖尿病，已经有人将大脑失智退化的疾病称为是三型糖尿病。如果我们摄取大量糖类，作为大脑唯一的能量，脑部会出现类淀粉斑块。这样的斑块，在失智和阿尔茨海默病患者的脑部，相当常见。

✖ 有机食品是没有缺点的养生食物

前面已经提过，并不是有机纯净的饮食就不会带来过敏。举例来说，过去我也认为全谷类是最好的天然食物，没有脂肪，又有膳食纤维，还保留了所有的营养素，是很好的淀粉来源。然而由于一般人肠漏的情况愈来愈普遍，谷类的壳所含的凝集素，非但会让肠漏恶化，还会进一步引发过敏和自体免疫的问题，这是当初没有想到的。

所以，如果明明吃得很健康，却总有一些摆脱不了的过敏或慢性疾病，可以试着先将全谷类或可能导致过敏的饮食挪开，观察自己的反应，等肠道修复之后，再用正确的方式来食用。

✖ 什么都吃，饮食就均衡了

举例来说，大家都说饮食要均衡，我也时时跟身边的朋友提醒饮食要均衡，而他们也会接受。然而，大多数人并没有仔细去想均衡什么，当然也更体会不到我在《真原医》所谈的饮食均衡，和他心里所认为、实际在执行的饮食均衡，其实不一样。

一般人认为的饮食均衡，是把主要营养素：碳水化合物、蛋白质、脂肪当作一样而平等，而所谓的均衡就是把这三大类样样都吃一点，在热量上做一个平均。却没有注意到有些食物其实含着有害，甚至可以说是毒性的物质，会对身体造出代谢的压力。

我个人认为的饮食均衡，不是这种平均式的静态均衡，而是从方方面面满足眼前需求的动态均衡。有时候为了修正饮食造成的长期代谢或免疫失衡，也需要用一个比较激烈的手法来调整。重点在于守住整体，无论在能量、内分泌、免疫、压力反应、修复与疗愈的层面，都能够透过饮食而得到完整的均衡。

疗愈的饮食与断食：新时代的个人营养学

✖ 我们应该吃三餐

一般人从医学专业得到的建议是：一天应该按时吃三餐，绝对不要错过早餐、午餐、晚餐任何一餐，甚至强调少量多餐，在三餐以外还要再多吃几次。

这建议其实是错的。一日三餐和 8 小时睡眠一样，是近代配合工业社会三班制作业才有的产物。在更早之前，大多数人一天最多是两餐，甚至一餐。至于少量多餐的建议，更是错得离谱。消化能力正常的人为什么需要不断用食物来刺激血糖、胰岛素和三酸甘油酯？饮食过度而频繁的刺激，让代谢一刻不能休息，反而压缩了身体修复和疗愈的空间。

事实是：**对已经过了青春期、不在怀孕或哺乳期间、热量消耗不那么旺盛的成年人，少吃一餐或两餐，不光对我们的健康没有伤害，还是有益的。**

少吃，能够延长生物的寿命，这一点已经在实验室里不断得到证明，从单细胞的酵母菌、简单的线虫、果蝇，到老鼠、狗、猴子都是如此。其实人类也是一样，减少热量，但不要减少维生素和矿物质的摄取，就能达成长寿的可能。

✖ 过度关注体重，以为热量是饮食的关键

大家都认为过重影响健康，也把减重当作恢复健康最大的任务，自然会去计算热量，并且认定一个人只要少吃多动就能够减重。一个人如果受内分泌和压力的影响克制不了食欲，或甚至少吃也瘦不下来的话，还会感到挫折。

首先，体重和健康的关系，要适当做一个区隔。过重的人虽然有相当高比例有代谢症候群，但也有一定的比例生活得健健康康，既没有代谢症候群，也没有心血管疾病。体重标准或偏瘦的人，也不见得一定是健康的。

其次，要记得不是每一个卡路里的营养价值都是相等的，每一种食物进入身体所启动的生化和内分泌反应不尽相同。**重点不是食物有多少热量，而是它有多少营养**。营养素的质和为身体带来的效果，远比有多少热量来得更重要。

所以，**要追求健康，重点不应该放在少吃，而应放在吃得对、吃得营养**。先得到健康，让减重、脂肪减少成为自然的结果。光是透过不吃或少吃把热量降下来，即使体重下降，也不是健康的。

✘ 饮食调整结束，就可以想吃就吃

一般人常见的一个误解是：只要将身体带回到比较正常的体重或指数，接下来就可以回到原本随时吃过度加工食品、久坐不动、作息混乱的生活习惯，而不会有后遗症。

这观念其实是错的，即使采用纯肉饮食、生酮饮食、减敏饮食来做短期调整，达到目标后，也还是需要吃得健康、动得健康、活得健康。配合个人代谢的需求，采用适当热量与成分比例的饮食，规律运动，并且懂得放松和压力管理，这才是善待身心的方式。

举例来说，生酮饮食是透过严格限制碳水化合物摄取量，将代谢转到燃烧脂肪，而达到调整的效果。要记得，胰岛素对糖很敏感，身体如果还有糖分，也没有透过运动消耗掉糖分，就不会启动燃烧脂肪的作用。

一个人尽管已经透过生酮饮食达成目标，但一回到过去的高碳水饮食，又没有足够的活动来消耗糖，复胖是很自然的结果。如果希望保持成果，结束生酮饮食后进入低糖饮食，搭配适量的体力活动，是比较长期可行的做法。有些人会采用循环式生酮饮食，一星期有一两天摄取适量碳水化合物，其他日子依旧维持生酮饮食，也是类似的道理。

我在这本书主要谈的饮食调整：低糖高脂生机饮食、一日两餐或一餐，从恢复代谢灵活性来着手，是可以长期采用的饮食法。一个人至少坚持几个月，在好脂肪和活饮食的支持下，将代谢从随时刺激胰岛素的高碳水化合物路径挪开，把自己从胰岛素阻抗、愈吃愈容易饿的困境拉出来，就可以让体质恢复弹性，面对生活的挑战。

健康的体质，搭配新的饮食和运动习惯，让人活得轻松自在、健康而乐观，不再随时被身体需求给绑住。这种生活和心态的全面改变，对一生的作用，远远超过单纯减重的目标。

✖ 断食很难，一般人做不到

另一个误解是关于断食，大家会认为断食是很艰难的，但其实断食是再容易不过的事。每一个人夜里睡着了都在断食，只是自己没有放在心上而已。

如果我们每天晚上都能保持八九个小时不吃东西，还有必要为了错过一餐或二三个小时没吃饭而担心吗？其实，只要饮食的营养足够，即使有点饿也不是多严重的事。我会跟身边的朋友说，**适当地饿才是正常而健康的反应**。

断食不难，每个人都做得来，也是保持健康的前提，对于过去饮食造成的错误、代谢的失衡与老化，可以说是最好的修正。接下来，我会在这本书把这个主题打开。

⭕ 人生不同阶段有不同的饮食需求

这本书谈到的饮食，不见得能同时适用每一个人。除了个人体质差异，在人生不同的阶段，像是婴幼儿、青春期、怀孕、停经、老化、生病，是否从事运动专业或体力劳动，所需要的营养比例和数量都不同，不是非得怎样不可。重点是先了解营养学的道理，再针对个人的现况做调整。

⭕ 轻松进行饮食调整，是最有效率的方式

我认为饮食的调整，首先要让吃的人有饱足感，心理得到满足，也得到足够的营养素，而不是让人随时感到饥饿，只要醒着都在想食物。饮食安排也要多元化，注意营养素的质，并避开会造出失衡和过敏的食物。

建立健康的饮食习惯最重要，不需要把减重当作唯一的目标。至于饮食是荤还是素，不是这里谈的重点，原则是将饱和脂肪提高，降低碳水化合物摄取，蛋白质适量就好。一个人如果能真正吃得健康而满足，体重下降会是恢复健康后自然而有的结果。

从我个人的经验来看，单一条件的要求通常让人难以执行；顺着个人的体质、习惯和文化背景来调整饮食，成功的概率反而比较大，同时也不会离开健康的饮食原则。

疗愈的饮食与断食：新时代的个人营养学

◯ 每个人恢复健康所需要的调整强度不同

饮食和生活习惯的调整，是从疾病的根源着手，将体质和代谢的失衡彻底扭转回来。我在第 18 章提过，要达到同样的代谢调整效果，有些人只需要断糖，有些人可能要完全不吃淀粉。这一方面与体质差异有关，但更主要是因为我们的生活习惯，对新陈代谢造出的压力和扭曲程度不同。

有些人代谢的灵活性相当高，熬夜只需要休息一个晚上就可以恢复，改掉吃宵夜的习惯就自然瘦下来。有些人长期承受沉重的压力，或一直用不健康的饮食和作息来纾解压力，虽然算不上生病，但也不能说是健康。这样的朋友大概已经需要断糖、少吃或甚至不吃淀粉，再加上作息的调整才能看到效果。有些朋友罹患慢性疾病或肿瘤，更需要彻底而长期的整顿，才能把偏离平衡的代谢给拉回来。

如果进展不像别人那么快，要对自己有耐心，毕竟是经过了几十年将身体折腾成不健康，当然也要用正确的方法，给身体足够的时间去恢复。踏踏实实恢复健康，才是长远的方法。

42

断食：让身体进入修复模式

30多年前，我和隶属美国国家卫生研究院下的美国癌症研究院（National Cancer Institute）十几位医学和科学领域的同侪，自发组了一个小委员会，探讨各种可能帮助癌症患者的补充疗法和另类治疗的发展。这些同侪若不是勇敢革新的人物，就是某个领域的优秀人才。我和他们组成这个委员会基本上都是义务性的，完全是拿自己的时间来投入。

在我们这个小委员会，我特别为其他人在断食这个主题做了完整的说明，也将我个人搜集的世界各地断食文献都介绍出来。我会谈断食，完全是从亲身的体验出发，而不是只从理论来解说。只是当时也许机缘还没有成熟，后来也暂时停了下来。

好多年之后，美国癌症研究院成立了一个正式的单位"癌症补充和替代医学办公室"（Office of Cancer Complementary and Alternative Medicine, OCCAM）掌管另类疗法的研究奖励，现在已经是相当有规模的机构。

疗愈的饮食与断食：新时代的个人营养学

回到台湾，我接触到一些癌症病人的团体，有很多机会与病友互动。最早是借用一间闲置的办公室，请同事带着病友运动，补充微量元素，接触全人健康的观念。这么进行了二三年，到 2005 年在台北才有了身心灵转化中心，可以将古人留下来的奥秘和我个人累积的疗愈经验，透过一些特殊的设备和安排带出来。

在推广和互动的过程中，除了前面谈到的饮食和运动，我也不断跟大家谈断食的好处，本来也希望设立一个断食疗法的专门机构，但是那时候的顾虑比较多。首先我担心亚洲人体质偏瘦，并不是美国人过重比例偏高的情况。此外，中国台湾当时并没有西方推广另类疗法的风气与环境，光是推广可能就会引发很大的争议。

西方提供断食疗法的诊所或中心，是住宿型的医疗机构，让患者入住至少两个星期到一个多月，其间要严格配合断食的规定，并由医师与护理师随时查看状况，包括疾病的相关指数和药物剂量，来保护患者。

既然当时没有这样的环境，我也就改为推广不那么激烈的版本，例如先建议大家用生机饮食，再搭配减少用餐频率，将一天三餐改为两餐甚或一餐。台北的身心灵转化中心是我请同事示范蔬菜汁和生机饮食的健康基地。多年来，很多朋友在这里接触到这些温和的断食法，我相信对他们的病情多少有帮助，最主要是对体质有明显的转化效果。

活化免疫系统

身体的老化，其实是从细胞点点滴滴开始。细胞看起来还活着，但运作似乎不太对劲，还会分泌促发炎的细胞激素，对周边的健康细胞造出伤害，也造出发炎。

有人造出了一个新字"inflammaging"，合并了发炎 inflammation 和老化 aging 两个字，来描述年纪大的人因细胞老化而导致发炎的现象。

这种老化也会发生在我们的免疫系统，让身体的免疫力和各部门统合的程度受损，降低抵抗病原的能力。也是因为如此，年纪大的人面对感染和癌症，更容易受影响。

人体的免疫细胞是从造血干细胞分化出来的，可以分作两大群：一群总称骨髓球，包括血小板、红细胞、肥大细胞（不是储存脂肪的肥胖细胞）、嗜碱性球、嗜中性球、嗜酸性球、单核球、巨噬细胞；另一群总称淋巴球，包括体型比较大，带有颗粒的天然杀手细胞，以及比较小的 T 细胞、B 细胞、浆细胞。

这些各式各样的免疫细胞和它们的先后关系，我也列出来，让你从细胞的角度体会，免疫系统的运作也像彩虹一样，每种细胞都有它特殊的作用，需要良好的统合才能妥当面对感染和疾病。现代人的发炎疾病，以及一些病毒感染造出免疫风暴而让身体崩溃，多少反映了免疫系统失去整合的现象。

免疫系统老化，受到影响的主要是淋巴球这一群，新生 T 细胞数量会减少，活性也受损；但骨髓球的数量反而会增加。3 天以上的断食可以汰换掉老旧、不能正常运作的免疫细胞，并在复食后，让刚从干细胞新分化出来的免疫细胞递补上，也就是让免疫系统年轻化——增加淋巴球数量，让骨髓球／淋巴球的比例接近原本的平衡，更好地发挥功能。

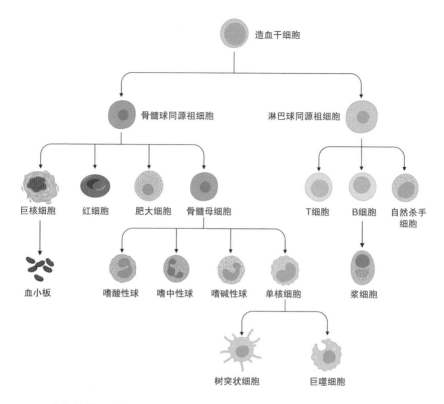

造血干细胞

骨髓球同源祖细胞　　　淋巴球同源祖细胞

巨核细胞　　红细胞　　肥大细胞　　骨髓母细胞　　　T细胞　　B细胞　　自然杀手细胞

血小板　　　　嗜酸性球　嗜中性球　嗜碱性球　单核细胞　　　浆细胞

树突状细胞　　　巨噬细胞

对高龄的朋友，压住发炎反应是长寿的关键，对认知功能和身体的活力都是正向的。断食带来的净化，让免疫系统和肝脏得到整顿，将发炎指标降下来。

进入酮态

一个人将进食的频率降下来，用我在前面谈到的方法，将饮食的糖分甚至淀粉类都减掉，用好的脂肪来取代，很快就能体会到血糖和精神不再随着三餐起伏，身体的能量代谢也恢复了弹性。

这时再进入断食，也不会有多严重的不适应，反而是一个清理的机会。

断食、减少饮食里的糖类或运动量足够，**让身体把糖的储备用完，由代谢糖类改为代谢脂肪而产生酮体。酮体是连脑部都可以运用的能量。**我们可以从血液、尿液甚至呼气，测到酮体量升高，知道一个人已经进入这种称为"酮态"的代谢状态。这种代谢的变化是从营养的转变而来，也有人称为"营养性酮态"（nutritional ketosis）。

大概一百年前的专家已经发现，透过饮食调整或断食进入营养性酮态，能治疗一部分的癫痫和二型糖尿病，现在还发现酮态对于神经退化、代谢异常、癌症等都可能有帮助。

既然有这么多好处，为什么还会有人反对断食？

这就要从一种异常的代谢状态"酮酸中毒"（ketoacidosis）说起。完全无法分泌胰岛素的一型糖尿病患者，或重度的二型糖尿病患体内，也会出现过量的酮体，导致血液过度酸化，不及时处理可能让人昏迷甚至死亡。

这个背景让许多专家一看到酮体上升，就会本能地警惕疾病的可能，而不再深入了解营养性酮态的酮体浓度，其实远远不到酮酸中毒的量，更不会认同将断食作为一种治疗的手段。

我想也是这样的背景，在写《真原医》的时候，才会有那么多朋友劝我不要推广断食。但我并不是从写《真原医》才接触断食，更早，大约40年前，我就接触到断食和各种另类的疗法。当时说得出名字的另类疗法诊所，无论在墨西哥、欧洲、北美或南美，我应该都去过。我发现在他们的疗程中，断食是很重要的一个环节，而且有很好的疗愈效果。我自己也试过各种断食法，不是只做一次，而是重复多次，到今天还在使用。

疗愈的饮食与断食：新时代的个人营养学

启动自噬作用

一个人断食超过一定时间后，细胞会开始"吃"自己，这个现象后来被称为自噬作用。这是很重要的生理作用，将全身做个清洁，清理疾病产生的废物、老旧或错误的蛋白质、发炎反应的代谢物，同时刺激分泌生长激素，对身体运用糖类、蛋白质、脂肪的代谢路径做个激烈的整顿。

自噬作用对肝脏、心脏、脑和肠胃道有很好的保护效果，缺乏自噬作用和糖尿病、肝脏疾病、阿尔茨海默病、癌症、慢性发炎、肠漏、自体免疫疾病、皮肤问题都是相关的，更不用说老化了。

断食会使身体耗用 ATP，让可以用的能量降低。细胞试着重新产生 ATP 的过程，就会引发自噬作用清除受损的蛋白质，并让细胞生成更多的粒线体。另一个能量分子 NADH 的量下降，则会活化前面提过的长寿基因 sirtuin，帮助修复 DNA，同样也会刺激细胞生成更多粒线体。

断食 18 小时以上，会让身体进入酮态，而酮态与自噬作用及 DNA 修复是相关的。**断食让细胞启动自噬作用，从产生能量的粒线体开始清理，让人重新恢复活力、减少发炎反应、减轻体重、头脑清楚、气色变好、神清气爽。**

现代人物质丰盛，在快步调的生活下常以饮食作为减压的方式，反而陷入饮食过量带来的饥饿循环——大量进食刺激胰岛素，营养过多让细胞对胰岛素产生阻抗，无法被细胞使用的糖分转为脂肪储存起来、体重增加，但身体缺乏血糖，让人无精打采，很快又需要进食。

这也是代谢症候群和慢性病体质的由来。然而，这个愈吃愈容易饿的循环，是完全可以被断食打断的。

如果你容易感到疲惫，时常觉得头脑反应不来，总是胀气、皮肤过敏、长期发炎，可以尝试先从一天三餐减为两餐，甚至一餐。**光是让自己用餐之间的休息时间长一点，就能启动自噬作用，得到身体最需要、最彻底的大清理。**

其实古人的生活早就是如此，毕竟人类大多数时间并不是随时想吃就有得吃。早期人类如果要进食，一定要先劳动，像是出去打猎或采集食物，这是最原始的状况。从这个观点来看，不吃才是正常。

至于现代的我们，虽然生活步调变了，但身体经过演化留下来的生理机制并没有改变。也就是要透过少吃甚至不吃，才会把均衡找回来而达到健康。

怎么说呢？

如果一个人随时在进食，随时在刺激胰岛素分泌，然后身体对胰岛素的反弹大、血糖也高，一整天没有什么机会让胰岛素和血糖降下来，长期下来，身体怎么可能不出问题？怎么可能不走向糖尿病的体质？

从这个角度来看，断食是我们最健康的选择。**给身体足够的不进食时间，才符合身体本来的需要。**

第一，断食促进自噬作用，让老旧或不再用的组织细胞重新组合，甚至将废物消化掉，这为身体带来很大的净化。

第二，断食帮助身体将胰岛素和血糖都降下来。

第三，肠道也得到调整，生长激素和免疫力提高。

第四，体重自然降下来，人变得清爽，这是再自然不过的结果。

43

断食是古人传统的疗愈智慧

说起来，断食并不是一种现在才有的流行。早期人类大多时间是处在我们所称的断食，而自然得到自噬作用等好处。这些与断食相关的生理机制，可说是演化留存的结果。

斯巴达人一天只吃一餐，其实就在进行我们现代人所谓的间歇性断食。希腊人，像医学之父希波克拉底，也会为了保持头脑清明而断食。大家都知道印度的圣人甘地时常断食，作为一种政治的表态，也是他净化身心的修行。

就连动物在生病时都会本能地断食。生病时，身体会产生一些促进免疫发炎反应的细胞激素，一方面提高体温，也就是发烧，而同时降低饥饿的感觉，这可能就是一种透过断食来自我疗愈的机制。

许多文化和宗教都有断食的习俗，基督教的朋友会效法耶稣在沙漠的考验，以 40 天的禁食来亲近神。犹太教有每年断食 7 天的传统，从第 1 天日落到第 2 天日落，以及第 3～7 天的日出到日落之间断食。东正教与天主教也有各种圣节和断食的习惯。大乘佛教鼓励人吃素，有过午不食的戒律。印度也通常在新月和节庆时斋戒。中东仍然有许多人遵守拉玛丹月，也就是斋戒月的习俗。每年有一整个月在日出和日落之间断食，静坐诵经，将自己交给真主。

中东地区的癌症发生率大概只有美国、澳大利亚、欧洲的1/3。对我而言，除了很少有人抽烟、禁酒、大量用香料植物之外，或许也和每年定期的间歇性断食有关。

从能量代谢的角度来说，断食对于减重和改变体质的效果远比药物好得多。一般的药物最多是处理血糖、血压、血脂等表面症状，不可能处理更根本的饮食和生活习惯。然而已经有糖尿病的患者，如果能进行 4 个月的生活习惯和饮食调整，包括适当的断食，就有机会脱离注射胰岛素的生活。

就某个层面来说，自认为最聪明、最理性的人类，其实是不可思议的健忘。几千年来，人类透过少吃甚至不吃而可以生存到现在，并且作为一种净化的疗愈而得到健康。我们现在却要等到有人研究断食机制并得到诺贝尔奖，才愿意重新重视。

坦白说，从我的角度来看，以守护健康为使命的医疗专家，如果能更重视这些传统的疗愈智慧，并亲自去尝试，早就可以将这些既简单又有效的疗愈方法带给大家，而一起得到健康。

断食，从细胞和分子层面，帮助我们彻底将习气转过来。一般人都被三餐绑住，好像三餐才是生命的主人。时间一到，不能不吃，如果不吃就觉得不对劲，甚至饿得好像过不了这关。然而透过断食和这本书所谈的饮食调整，一个人反而能从三餐的制约解脱出来，

　疗愈的饮食与断食：新时代的个人营养学

对自己的生活做主。

断食对身体带来彻底的净化，不光在细胞可以有自噬作用，整体来看，**少了饮食的负担后，就连淋巴都不会那么堵塞，可以把代谢物排出去**。大多数人都知道人体有 70% 的重量是水，但并不知道绝大多数的水在细胞和淋巴里，血液里的水只有体重的 5% 不到。其实，淋巴的循环对身体的代谢和清理是更关键。

我在台北身心灵转化中心，透过同仁示范调整淋巴系统的蓖麻油按摩，也带大家做结构调整的运动和螺旋舞。透过按摩和运动，将淋巴系统的瓣膜打开，促进淋巴系统的循环和净化。这种调整和断食就像一体两面，为身体带来全面的清洁。

另一个带来清理的工具就是睡眠。**睡眠会启动全身，尤其是脑部的自噬作用，长期下来可以降低神经退化疾病的可能**。我在《好睡》提过脑部有一套排除废物的"胶淋巴系统"（glymphatic system）。它和身体淋巴系统的不同在于，它没有一套循环系统，而是透过脑部的"神经胶质细胞"（glial cell）在局部造出脑脊髓液的起伏。在深层睡眠的完全休息，胶淋巴系统的作用就像引发一个夜里才涨潮的潮水，让脑脊髓液进入脑部的每一个角落彻底冲洗、清除代谢的废物，而让脑部得到休息与净化。

一个人如果睡不够，接触太多蓝光或作息不正常，胶淋巴系统没有多少机会发挥这种清理的作用，也可能和阿尔茨海默病、帕金森病、认知功能下降等神经退化疾病有关。我在《好睡》带出许多方法，像是静坐、放松、夜间避开蓝光、白天多运动、使用睡眠贴布，希望能改善一个人睡眠的休息质量，让脑得到一个清理自己的机会。包括在这本书所谈的高脂低糖饮食，透过一定时间的断食让身体进入酮态，也在帮助改善脑部的运作，减轻脑部能量代谢的负担。

无论深睡或断食，这种彻底而不费力的休息，其实是我们最需要的修复，而且是每天都必须启动的。

44

不吃东西，身体从哪里取得能量？

许多人听到断食，心里会有障碍，认为是在挑战身体的极限。这种想法多少反映了一种制约和限制，一方面是头脑的认知被一定要吃三餐的观念绑住，认定少吃就会给身体带来障碍；另一方面是忽略了一个事实：身体的弹性与灵活度，远比我们所以为的要高得多。

吃东西，本身就是一种刺激。断食，则是让身体从这种刺激恢复过来。在**进食后4小时内**，身体都在忙着处理进食所带来的营养。就像下页图所表示的，这时候有大量的碳水化合物进来，身体的细胞和器官主要以饮食带来的葡萄糖为能量来源，而感知能量的两个项目胰岛素与mTOR受到饮食里糖分和氨基酸的刺激，开始通知身体将能量储存成肝糖或三酸甘油酯，合成新的组织。

我希望尽量减少在这本书使用英文缩写，但我想mTOR就像能量分子ATP一样，是怎么也避不开的。

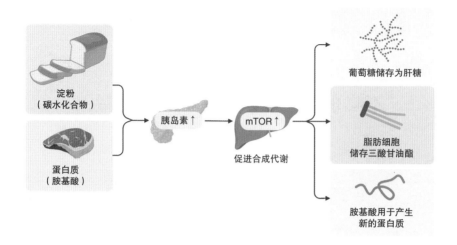

葡萄糖储存为肝糖

脂肪细胞
储存三酸甘油酯

胺基酸用于产生
新的蛋白质

淀粉
（碳水化合物）

蛋白质
（胺基酸）

胰岛素↑

mTOR↑

促进合成代谢

　　m 指的是哺乳类（mammalian），而 TOR 是 target of rapamycin 的缩写，代表它受"雷帕霉素"（rapamycin）的作用。mTOR 是相当重要的蛋白质，有些专家认为它与断食和饮食的疗愈息息相关。

　　雷帕霉素是 20 世纪 60 年代，科学家从南太平洋复活节岛土壤菌纯化出来的一种小分子物质，能让癌细胞停止分裂增生，但同时也会抑制免疫反应。也许你不知道复活节岛在哪里，但只要提到摩艾石像，你应该会有印象。当地人称复活节岛为雷帕岛，所以从当地土壤菌分离的物质也就被命名为雷帕霉素。后来雷帕霉素得到药物许可，作为免疫抑制剂，在完成器官移植手术后使用。

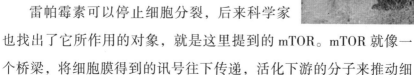

　　雷帕霉素可以停止细胞分裂，后来科学家也找出了它所作用的对象，就是这里提到的 mTOR。mTOR 就像一个桥梁，将细胞膜得到的讯号往下传递，活化下游的分子来推动细

　　疗愈的饮食与断食：新时代的个人营养学

胞周期，也就是调节细胞的分裂和生长。

它调节的项目是如此重要，因此 **mTOR 对身体的营养状态十分敏感**，饮食里只要有蛋白质，特别是里头所含的必需氨基酸，就能启动 mTOR 的作用。其他如葡萄糖、脂肪酸和胆固醇的量过多时，也会从别的层面来刺激 mTOR（以及胰岛素、IGF–1 和生长激素）。整体来说，一个人如果吃得多，身体有足够的营养，自然会启动 mTOR 的作用。然而 mTOR 过度活化也会造出健康的失衡，这一点，我会在下一章多谈一些。

断食 4 ~ 16 小时，身体开始消化所摄取的食物，而胰岛素与 mTOR 的活性开始降低。肝脏、肌肉和脂肪组织以外的细胞与器官，还是会用葡萄糖作为能量的来源，但用量开始下降。而且这些葡萄糖已经不是直接来自饮食的糖，而是肝脏启动糖解作用，将储存起来的肝糖降解而得到的葡萄糖。

这时候胰岛素是降下来的，这一点很重要。许多慢性病像是心脏病、中风、二型糖尿病、阿尔茨海默病、癌症、高血压、高胆固醇、痛风都和胰岛素过高有关。由于胰岛素也会作用在肾脏，让盐和水滞留在体内，胰岛素如果降下来，可以减轻胀气、水肿和高血压。

在这个阶段，其他内分泌会上升，像是皮质醇、交感神经的作用、正肾上腺素和生长激素，这些作用可以通知身体从肝糖和脂肪细胞取得能量，并把代谢率提高。这类刺激性的内分泌和神经作用，会让人提起精神，步调也会快起来。你可以观察自己长一点时间不吃东西时，是不是如此。

断食 16 ~ 30 小时，储存在肝脏里的肝糖差不多用完了，身体开始动用蛋白质，启动"糖质新生作用"（gluconeogenesis）将蛋白质转为葡萄糖。肝脏、肌肉和脂肪组织以外的细胞与器官，对葡萄糖的使用也逐渐降低。

差不多这段时间开始，细胞内的资源回收程序自噬作用也开始启动，将细胞的旧零件清除，回收的氨基酸可以用来制造新的细胞零件，也就等于为身体进行再生。

断食期间当然需要守住水分，避免脱水，有些人会用汤和茶水来补充水分。然而 mTOR 对饮食的氨基酸相当敏锐，**而 mTOR 一启动，自噬作用就会停止。**所以断食期间为了守住自噬作用的好处，最好避免大骨汤（里头有从骨头和肉溶出的胶原蛋白）。其他的补充水分方式，我在第 49 章会做详细的说明。

断食 2 天到 1 周，身体还是多少会取用一些蛋白质来制造葡萄糖，但主要使用的能量来源已经转成了脂肪细胞里的三酸甘油酯，肝脏会将脂肪转为可以让每个细胞包括脑细胞采用的酮体。许多专家都认为，大脑用酮体作为能量的效率比使用葡萄糖来得高。此外，酮体能保护神经细胞免于退化。许多人进入酮态后，都提到头脑变得清楚，这是一个相当有意思的现象。

断食 1 周后，身体的代谢已经几乎完全转向使用脂肪作为能量来源，许多人到这个时候已经没有饥饿感，从内分泌来看，饥饿素也降下来。身体可以靠自己储存的脂肪作为能量来运作。

你可以看到，断食期间**从能量的角度来看，最重要的就是给身体一些空间，让能量代谢能由消耗糖顺利地转向消耗脂肪。**这其实牵涉了调动不同的酵素和内分泌系统，就好像从旧机器改用新的机器一样，需要磨合和尝试，找到让身体正确运作的步调。

在这个过程，有些人能很顺地就切换过去；对于不那么健康，已经有代谢症候群或慢性病的朋友，切换代谢机器的过程不见得那么顺，可能中间会有一些顿挫或卡住的情况，而觉得不舒服。

这些症状又被称为"酮流感"，代表身体进入燃烧脂肪产生酮体过程的副作用，进入生酮饮食也一样会有这些症状。有些人会头痛、反应变慢、疲倦、易怒、恶心想吐、难以入睡、便秘、抽筋；如果原本还不习惯断糖或低糖饮食，这期间会特别想吃甜食。

这些不对劲的感觉通常会在3天到1周左右消失，多喝水、适时补充盐类也会有帮助。也就是说，在刚开始断食或减去糖和淀粉的几天，如果有这些症状，代表你做对了，身体正在切换代谢的机制；如果在一两周后，这些症状消失、饮食习气有了转变，也代表你做对了，身体已经顺利切换到燃烧脂肪的机制，而不再只依赖饮食里的糖和淀粉。

只要还在摄取糖和淀粉，肝脏和肌肉还有肝糖可以用，胰岛素还在运作，身体就不会动用脂肪。一般人所谓的正常饮食，其实含着太多的糖类和淀粉，而进食又过于频繁，不断刺激胰岛素，几乎没有机会让身体去燃烧脂肪。

断食就好像为车子换一套新的引擎，让身体用不同的效率来燃烧能量。断食期间，你的身体会先消耗血液里的血糖，以及肌肉与肝脏里的肝糖。肝糖一般在断食12 ~ 24小时后消耗完毕，也就是燃烧脂肪的开始。

我前面也提过，如果一个人原本的饮食是健康的，血糖稳定，能量代谢的负担也不重，可以很容易顺利度过断食。如果原本已经有代谢不灵活的情况，要做这个整顿自然很费力。我一般都会建议从减糖的健康饮食做起，让身体不再只依赖碳水化合物作为能量，又能补充身体修复需要的营养。等血糖稳定下来，无论吃或不吃都不会带来障碍，自然可以轻松进入断食。

光是把能量代谢的机器转换成燃烧脂肪，就能带来许多好处，更不用说透过断食还能进入下一章要谈的自噬作用，从身体每一个角落进行彻底清理的程序。

45
清理和生长需要平衡

日本科学家大隅良典在 2016 年，因为解开自噬作用的机制而拿到诺贝尔生理医学奖，但他并不是因为自噬作用而获奖的第一人。我在洛克菲勒大学的同事德迪夫（Christian de Duve），早在 1963 年就发现细胞里的溶酶体和过氧化氢体，是负责自噬作用的胞器，并在 1973 年为此获得诺贝尔奖。

德迪夫观察到，肝脏细胞的溶酶体进行的功能，类似于处理废弃物的资源回收工作。溶酶体所含的酶素可以分解细菌、病毒、蛋白质和细胞里的其他胞器。

德迪夫将这个生理功能命名为 autophagy，auto 是"自己"，而 phagy 是"吃"——吃自己，也就是我们这里所称的自噬作用。

自噬作用在地球最早期的生命已经存在，生物伤口的愈合也和自噬作用有关。透过自噬作用清除细胞里的废物和受损部分，让我们得以保持健康。从细胞层面来看，移掉了废物和损坏的负担，细胞重新得到活力，就好像得到了重生。从个体角度来看，自噬作用让身体各处的细胞摆脱生理反应所制造的垃圾，可说是一种清理、恢复活力和疗愈的程序。

自噬作用所清理的，不只是细胞自己产生的废物，还包括来自食物被吸收后的小颗粒、病毒、细菌、发炎反应的产物，以及癌细胞。

我们可以想见，如果自噬作用不发达，甚至受到抑制，长期下来会让身体面对怎样的危机。目前专家也认为老化、退化、二型糖尿病、帕金森病、癌症可能和自噬作用低落有关。毕竟身体累积了太多受损、癌化、受感染的细胞，不生病也难。

断食、限制饮食热量、饥饿，都会诱发自噬作用，让细胞去吞噬、消化受损的蛋白质与胞内的垃圾和细菌，来取得能量和各种生理作用所需要的零件。自噬作用还能降低发炎反应。

但是自噬作用并不等同于健康。科学家在肥胖的人身上也观察到自噬作用提高的现象，这可能是一种代偿的机制，让身体清除掉坏死的细胞；癌细胞也会提高自噬作用，来逃避免疫系统的侦测，或重新取得蛋白质以长出新的癌细胞。所以自噬作用对健康是好是坏，还是要从整体来看，并不是作用愈强愈好。自噬作用太过强烈，也有可能是在反映细胞或器官的异常。

生物的作用不会只有一个方向，有消除，也要有生长。饮食里的蛋白质会刺激胰岛素、生长激素和IGF-1，这些内分泌一方面刺激生长，但同时也和老化脱离不了关系。

平均来说，个子十分高大的"巨人"，通常比普通身高的人老得快，寿命也比较短。过度锻炼或用生长激素类药物来刺激肌肉的健美先生，也有提早老化和短寿的倾向。

医学有一个著名的实例，说明了生长速度与寿命的关系。南美洲安第斯山脉北部厄瓜多尔境内有一个偏远村庄，当地人天生带着生长激素受体和IGF-1基因的缺陷，身材特别矮小。有意思的是，尽管他们多半抽烟，饮食习惯也不好，却几乎不会得癌症、糖尿病和其他慢性疾病。

他们的例子说明了，不去刺激生长，身体就不会那么快进入老化。生长与清理两者之间平衡的移动，是我们探讨生命各阶段健康的一个重点。

自噬作用主要在于清理，而mTOR则会抑制自噬作用，两者无法同时发生。正因为如此，我才会提醒，摄取蛋白质会抵消断食的作用，也建议在长时间断食时，不需要做激烈重训和高强度的运动。蛋白质和激烈运动都会活化mTOR，让身体走向生长，建立肌肉、制造新的细胞。

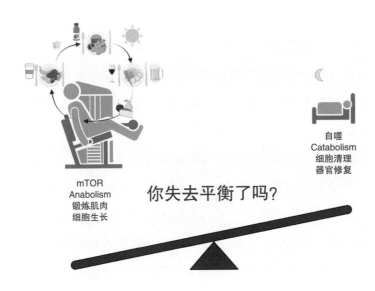

mTOR
Anabolism
锻炼肌肉
细胞生长

你失去平衡了吗？

自噬
Catabolism
细胞清理
器官修复

整体来说，为了健康，我们需要在 mTOR 的活化和抑制间取得一个平衡，一方面维持足够的肌肉量和功能，同时避免老化和癌症。

mTOR 活化程度不够，会导致肌少症，对一个人的活动和正常功能有很大的影响。儿童和青少年正在发育阶段，mTOR 活化是相当重要的。成年后，怀孕、组织修复、产生免疫细胞，也都需要 mTOR 的作用。

但一个人如果总是吃太多，长期用饮食来随时活化 mTOR，也会让身体提早老化，早晚要面对慢性疾病。

从能量代谢来看，健康是身体将营养同化成自己（同化代谢）与消耗自己的异化作用之间的平衡。做重训的人都知道，举重后需要休息，让身体恢复并建立肌肉。而一个人要让饮食里的蛋白质发挥作用，也需要做一些重训和运动，身体才能将蛋白质留住。断食和睡眠，正是生理运作的另一个面向，让身体从激烈的运作得到一点空间，守住锻炼的成果，并且透过细胞的自噬作用得到净化。

几乎每个文化都有断食的传统，从健康来看有它的道理。首先，**在停止进食时，身体可以立即得到休息，因为身体平常将大量的能量和注意力耗费于消化之上，这一负担得以解除时，身体就能将能量转为疗愈。**

停止进食后，身体必须开始利用自身所储存的能量。一开始身体使用的是糖类的库存，差不多 12 小时后会逐渐转用脂肪来作为燃料。每个人的代谢灵活度不同，转到燃烧脂肪所需要的时间也不一样。一般到了第 3 天，身体已经可以稳定采用脂肪作为主要的热量来源，而有些人可能需要更久一点。更长的断食则会消耗身体内的蛋白质。

疗愈的饮食与断食：新时代的个人营养学

断食所产生的危机，对健康和生长中的细胞有利。有缺陷的细胞在压力下无法正常运作，会在短时间内死亡，为身体所清除。死去细胞内的可用养分则为身体回收，以制造其他细胞；废物则被排除。

这是我们每个人都能运用的疗愈。

46
轻轻松松从间歇性断食开始

断食的方式和节奏有许多组合，大致来说，不吃的时间够长，就能带动全身更彻底的自噬作用。一般人最容易执行，且现在最普遍的一种断食法，就是保留 8 小时进食窗口，另外 16 小时持续断食的 16-8 间歇性断食。

间歇性断食其实很简单，毕竟我们每天睡着了就自然在断食。身体在这个时候加速修复，就连大脑都在排除代谢的废物，补充细胞里的能量。是这样，隔天起床会觉得有休息到，恢复了一些精力。

我们在睡觉的同时一直在断食，根本不觉得辛苦，一整晚也不觉得饿。既然如此，只要将睡眠的断食往前往后延伸几个小时，自然就能让断食的效果持续深入。

我在美国常听到有人讲 2MAD（two meals a day）或 OMAD（one meal a day），各是一天两餐和一天一餐的缩写。缩写里的 MAD，刚好是英文"疯狂"的意思。由此可见，人一天要吃三餐的制约是很重的，也不过少吃一餐或两餐就要开自己玩笑——大概是疯了，

　　　　　　　　疗愈的饮食与断食：新时代的个人营养学

才会用 2MAD 或 OMAD。

16-8 间歇性断食最简单的做法，就是 2MAD，一天只吃两餐，也就是我在第 14 章提到的少吃一餐。晚餐早点用，清淡一些，并将隔天早餐略过，这样轻轻松松就把断食的时间延长到 16 甚至 18 小时。只是少吃一餐，我们已经在进行 16-8 间歇性断食，连续 16 个小时让身体没有进食的负担，又没有营养不足的顾虑。

虽然一直都有早餐很重要的说法，但从能量代谢的角度来看，一般的早餐主要是大量的糖类和淀粉，等于是用大量糖分刺激身体血糖升高，分泌大量胰岛素，让身体一大早就进入愈吃愈容易饿的循环，可说是加速代谢症候群的推手。

以高碳水化合物为主的早餐，对于热量需求大的青少年可能都嫌太多，更何况已经过了青春期，体力活动也不重的朋友们。比起一早就用高糖的早餐来打破断食的作用，还让自己进入愈吃愈容易饿的循环，不妨省事些，略过早餐来进行 2MAD 或 OMAD，将饮食的重点放在健康而丰富的午餐。

和长时间的断食相比，间歇性断食相当容易执行而能长期与生活结合。少吃一餐或两餐，进食时自然吃饱，不知不觉也就减少一天摄取的热量。一般人进行间歇性断食，主要是为了减重、反转胰岛素阻抗、反转二型糖尿病、让身体进入酮态、刺激自噬作用。长期进行间歇性断食，让它成为生活的一部分，是身心调整很重要的一个环节。

用原型食物搭配间歇性断食

配合间歇性断食，**进食的时段一样要尽量吃得健康**，就像前面一再提醒的以原型食物为主，能吃生机饮食是最好，不要用过度加工食品来抵消断食的清理效果。当然有时候出差或忙碌，没有太多选择，但我还是希望为了你自己，尽量避开加工食品。

如果可以，**让饮食配合断食的作用**，那是再好不过。这样的饮食原则是用少蛋白质、少糖，用大量的好脂肪、足够的蔬菜纤维，不要牺牲维生素、矿物质、微量元素等营养。重点是吃得满足，而且胰岛素和血糖不那么震荡起伏。这样不光是能从饮食得到能量，身体在断食的时间也比较不会受到饥饿感的干扰。

午餐和晚餐以吃天然的原型食物为原则，降低精制淀粉的摄取，记得要有足够的脂肪，搭配十字花科蔬菜、绿色蔬菜、坚果、适量蛋白质，吃饱、吃好，为自己准备足够度过一天的营养。晚餐可以早点吃，热汤加上一些蔬菜，减轻肠胃的负担，不会影响你的睡眠。

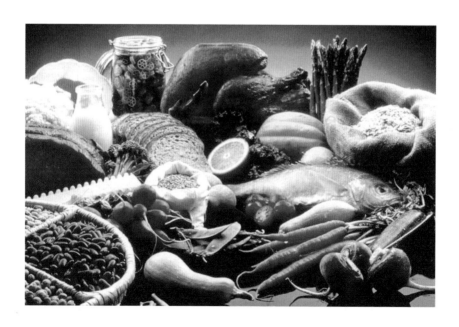

进行间歇性断食，最省力的安排是配合生理时钟来进行，将不进食的时段安排在晚间，进食的时段留在白天。毕竟消化能力是在白天比较旺盛，到了晚上，身体的消化和代谢都在往下走，进食反而造成负担。

习惯了，有些人自然会进入 OMAD，一天只吃一餐。在那一小时好好的用餐，吃得好、吃得饱；其他 23 小时可以专注投入生活其他的领域，而不被用餐给打断。只要能够适应，像这样的 23-1 间歇性断食，可以给身体更多休息的空间，效果不见得输给偶尔进行的长天数断食，甚至可能是更稳定的净化方式。

47
不同的间歇性断食法

我在这里再举一些不同的间歇性断食法实例，有些方法可以组合起来，只要你能够适应，并且能改善你的现况，就是妥当的方法：

- **无肉日断食：** 这种断食法比较宽松，只是不吃动物性蛋白质，在不需要应酬聚会的日子都可以进行。

  动物性蛋白质所含的一些氨基酸像是甲硫氨酸、亮氨酸与缬氨酸，会强化身体的mTOR代谢路径，对自噬作用的压制效果是最强烈的。给自己几天不吃动物性蛋白质，也让身体从过度频繁的mTOR代谢脱身，得到一些让自噬作用发挥清理效果的空间。

- **限制进食时间的断食：** 正餐外不再吃东西，可以的话将三餐减为两餐或一餐，并戒掉吃宵夜和零食的习惯。一个人能稳定进行前面谈到的2MAD、OMAD，每天两餐或一餐，其实已经在采用这种断食法。

一般人最熟悉的限制进食时间断食法，当然就是前面提到的16-8断食，配合消化和睡眠的生理周期来安排，在可进食的连续8小时内正常饮食，此外的时间都不要再进食。

习惯了，有些人自然会把断食时间拉长，进食窗口缩短，而变成18-6、20-4甚至23-1断食。这都是好事，最重要的是能配合你的作息和生活步调来进行。

- **结合生酮饮食和间歇性断食：** 这么做的好处是，生酮饮食能将胰岛素和血糖的起伏降到最低，减少对断食的干扰，并让身体进入酮态。这一方面让不进食的时间不会那么难受，另一方面又有利于断食的自噬作用和清理的效果。当然，配合断食的生酮饮食还是要注意多摄取净碳水化合物低的绿色蔬菜，并少摄取一些蛋白质。这一点，每次遇到生酮饮食的朋友，我都会一再提醒。

- **5:2 断食：** 一星期选不连续的两天来断食，断食日并不是完全不能吃东西，而是可以摄取500大卡的热量。500大卡是一个不会打断断食效果的神奇数字，超过500大卡就算不上断食。除了降低热量，断食日的饮食也要比照前面提到的原则：少蛋白质、少糖、大量的好脂肪、足够的膳食纤维，可以多补充维生素、矿物质、微量元素。

- **隔日断食：** 每隔一天进行断食，断食日还是可以比照5:2断食日的饮食原则，透过生机饮食、热汤摄取500大卡以内的热量。如果做得很熟练了，进食日采用一天两餐或一天一餐，还可以将断食时间自然延长到36甚至48小时。你已经知道断食久一些，自噬作用和身体的解毒会更深入，身体会感谢你为恢复健康而保留的空间。

有代谢症候群的朋友，可以在熟练比较短时间的断食后，再进行隔日断食，让断食时间延长，而让身体进行更彻底的清理。

- **全日清水断食：**这可能最接近一般人一开始认定的断食。断食的时间可长可短，可以是1天、2天，也有人进行7天，甚至30天。清水断食期间只喝水，也不摄取任何的糖、油、盐。

有些朋友会在熟练间歇性断食后，开始尝试 1 日断食，复食后观察一阵子，如果适应得来，接着再进行更长时间的断食。

你可能已经发现，我在第 12 章提到带领同事做饮食调整，其实已经在为断食做准备。少吃一餐，就是已经在采用限制进食时间的间歇性断食。再搭配不吃精制糖、以原型食物和生机饮食为主，自然减少对胰岛素的刺激，而让身体有恢复的空间，并进一步让代谢回复灵活性。熟练了，吃或不吃都不是什么问题，这时要进入更长时间的断食，不光不费力，还是最轻松的大休息。

48
间歇性断食的注意事项

　　我过去对生病的朋友，会建议他们在断食期间用现榨的蔬菜汁，支持身体进行清理的营养需求。已经有疾病的朋友如果要进行长时间断食，应该要有医疗专业人士的陪伴和督导，并在断食前进行评估，针对用药和病况来安排断食的强度和时间。

　　至于间歇性断食，最容易进行的就是前面一再提到的16-8断食，或者一天少吃一餐或两餐的2MAD和OMAD，可以说是没有什么需要特别担心的。

　　然而现代人对饮食的上瘾有许多层面，除了能量和营养之外，最主要还是心理层面的依赖。毕竟许多人是透过饮食才愿意给自己一点休息的空当，或者让自己可以与别人轻松地交流。**间歇性断食对身体的刺激说来是很单纯的，但对个人的习气反而是一个大转变。**

　　也正因为如此，许多人就连尝试间歇性断食都会犹豫或迟疑，这都是正常的。要克服这点，第一次间歇性断食可以安排在假日来进行。这一天，是你让自己休息的日子，你的肠胃可以休息多一点时间，你也不需要配合工作或学校的作息，只需要让自己自由地行动、放松，从各种行程、工作、责任脱离一段时间。

当然，生理层面还是可以做一些准备。最重要的是**在尝试断食前，你已透过饮食的调整让血糖代谢稳定下来。稳定的血糖能保护你不被饥饿感偷袭，轻松度过断食的时间。**

如果一个人的生活和饮食习惯不健康，光是长一点时间不进食，都会产生一连串的症状。我在《真原医》谈过，一个人痊愈的过程会有"好转反应"。好转反应发生时，一个人可能觉得很不对劲、懒得动、不明原因的疼痛、虚弱、晕眩等。

仔细观察，会发现这些好转反应其实是按照着一种顺序在发生。100 多年前，美国最早提倡同类疗法的贺林博士就提出了一个规律（Hering's Law of Cure），也就是在疗愈的过程中，痊愈是由内而外，由上到下发生。在时间上，和原本生病症状的顺序刚好相反，也就是近期的症状会重新浮现、消失，再浮出更早期的症状。

这还只是谈身体层面的好转反应。一个人开始断掉习气，比如说断食、不吃，是在断掉原本饮食的习气，也自然会带来心理层面的好转反应。有些人会浮出一些念头、情绪和记忆，一开始是近期的，而逐渐浮出更早以前的，这都是自然的现象。一个人如果只是放松地让这些印象浮出来，放松地让它自己消失，不知不觉心里也轻快了起来。

从身体的层面来说，如果平常吃的都是健康而纯净的饮食，或至少透过我这本书前面所谈的，**先用饮食改善代谢问题或过敏体质，并且调整肠漏的问题，在进入断食后反而会觉得非常舒畅。**

断食是彻底清理身心的最好方法。饮食是一个人落在地球，落在这个身体，很重的拉力，断食能打破这个最根本的习气，并同时为身心带来重大的改变。

有些人已经很瘦，断食可能让体重下降太多。偏瘦的朋友可以采用时间比较短的间歇性断食，例如 12-12 断食。一样可以得到一些断食的好处，而不会影响体重太多。

已经在接受胰岛素治疗的人，由于胰岛素的剂量是配合饮食的量来定的，断食而没有减药，可能会引发严重的低血糖。我在第 15 章也提醒过，**糖尿病患者在进行饮食调整前，应该和医师商量。**

抽烟的人在断食过程可能会很不好受，因为身体长期累积的代谢毒素会大量释放出来。如果在间歇性断食时能搭配生酮饮食，身体在断食时从体脂肪释出的毒素，就可以用饮食脂肪包裹起来再排出去，减轻对身心的冲击。

有些人在刚接触断食时，会因为脱水、电解质不足而抽筋、觉得恶心想吐、头痛，记得可以适时补充水分与盐分，特别是补充镁和钾。断食期间补充饮料的原则，我会在下一章说明。

断食也可能会干扰女性荷尔蒙的分泌。体重不足的女士、怀孕的女士不应该断食。月经来之前的几天，身体的黄体素下降，会刺激胰岛素分泌，血糖容易偏低而让人渴望甜食。即使不断食，许多女性在这几天都会有焦虑、偏头痛、容易长青春痘、胸部胀痛等一般所称的"经前症候群"（PMS）。这期间已经够不舒服了，不需要在这时额外加上一层刺激。

女士要进行比较长时间的断食，可以配合自己的生理周期，例如月经来后的两周内，是安排断食的好时段，尽量避开月经来之前断食。

至于运动，其实间歇性断食完全可以和原本的生活结合，包括照常运动。至于长时间、几天以上的断食，本来就是为了让身心大休息，这期间倒是不需要做激烈的运动，最多是温和的拉伸、散步，也不要安排费心耗神的事。可以的话，最好能让头脑从不断的念头中得到休息。念头，是头脑制造出来的，也是头脑最喜欢的食物。我们离开饮食带来的负担，同时也可以从念头带来的负担放松下来。

　　身体能透过断食进行清理是好事，但遇到年节假期，你也可能会想跟家人团聚、出门旅行、探望亲友。对有些人而言，这些活动带来的紧张和压力，加上断食本身的轻微压力，可能会让自己很不对劲。要记得，重点还是一样的，如果你会因为团聚和旅行而紧绷，就别在同一段时间安排断食。断食应在休息的时间进行，不需变成一个费力的活动。

　　此外，大多数人都将食物作为一种表达关心的方法，如果跟你聚会的人并不熟悉断食的好处，可能会因为你不接受食物反而造出意想不到的反弹。

　　其实断食是一种可以弹性进行的生活规划，并不是非怎样不可。与亲友聚会可以从健康的饮食开始交流，将断食留到你能够自在安排的日子再进行。

　　　　　　　　疗愈的饮食与断食：新时代的个人营养学

49

断食期间可以补充什么？

会谈断食补充品，主要还是希望帮大家找一些适应断食的方法，帮助你能顺利度过，而有机会得到断食的好处。然而我们会发现愈复杂的方法，要注意的事项也愈多，到最后，重点还是要回到断食本身，愈单纯、愈有效。

这里指的断食期间，指的就是不进食的时间。**不进食的时间还是要注意补充水分，除了天然的好水之外，还有一些不含糖、不甜的饮料可以选择**，包括气泡水、天然的草本茶、稀释过的无糖苹果醋。喝的时候，小口小口慢慢喝，一天多喝几次。这么做，主要是为了帮助你**不会脱水，也不会因为体内电解质失衡而不舒服**。

至于能不能喝无糖的绿茶、红茶与咖啡，就看个人的体质。有些人摄取咖啡因，会刺激肾上腺分泌皮质醇而让血糖升高。对咖啡因敏感或睡眠容易被影响的人，要不干脆不喝，要不就只在早上饮用。

你只要去查，就会找到各种断食期间的饮料配方。像是搭配

MCT油的防弹咖啡、柠檬水（在水里摆柠檬片）、无糖的电解质粉泡水、大骨汤。只要**不会造出胰岛素起伏，不带来过多热量，又有利于自噬作用**的汤汤水水，都可以自己制作、适量采用。

防弹咖啡，是许多人进行生酮饮食会采用的饮品，它带来的饱足感有替代早餐的作用，不知不觉就让人少用一餐，而顺利进入16–8间歇断食。加进去的MCT油、椰子油与印度酥油所含的中链脂肪酸，可以直接进入肝脏转换成酮体作为能量，而不会引发胰岛素起伏，打破断食的效果。前面也提过，酮体还能活化自噬作用、启动DNA修复、降低发炎。

从我的角度来说，咖啡因是刺激品。一个人如果身心够安定，其实连咖啡因都不需要。但是在帮助一个人过渡的期间，能用这些不刺激胰岛素的饮料，帮助适应不吃的生活，都是好事。只要对咖啡因没有过度敏感的问题，那么喝防弹咖啡要注意的是份量。如果光是从咖啡就摄取了400～500大卡热量，已经相当于一顿正餐，也就失去了希望透过断食燃烧体内脂肪的效果。

也有人会喝不含糖的杏仁奶，但一样要注意份量，一天一两小杯已经是上限。在茶或咖啡加入淡奶油也是可以的，要注意的重点与防弹咖啡一样：不要喝太多。这里指的淡奶油是天然、没有调味、不加糖的动物性淡奶油，不是植物性淡奶油，当然也不是人工的奶精，也不要用牛奶来替代。

淡奶油主要是牛奶里的脂肪，脂肪含量高达35%，且碳水化合物的量极低、不会刺激胰岛素。牛奶的脂肪比较少，又有乳糖和蛋白质会刺激mTOR和胰岛素，并不是这个阶段理想的饮品。

有些人在断食期间会采用大骨汤来补充水分和矿物质。一次煮

一大锅 ①，放凉后捞出里头的蔬菜、骨头和油脂，将汤分装后冰起来或冷冻备用。但要注意的是：虽然大骨汤不含糖，但还是有溶出来的蛋白质会刺激胰岛素和 mTOR，也会抑制自噬作用。有些专家认为要让身体保持在自噬作用，每天摄取的蛋白质量应该小于 18 ~ 20 克。用这个方法来概算，即使大骨汤也是一天一杯就够。

你可以发现，最单纯的还是喝水、草本茶和稀释的无糖苹果醋。其他的项目多少是作为一种过渡，希望帮助比较重视饮食也禁不起饿的朋友，能顺利断食。随着一个人愈来愈适应断食，体会到断食带来的简单生活，以及代谢扭转过来的好处，渐渐地，连味觉都会单纯化，最简单的水可能会变成最喜欢的补充品。

有些朋友要断食时，会害怕自己营养不足而额外摄取许多补充品。对这一点，我想做一个提醒：如果断食是为了让身体得到休息、让它恢复自己的平衡，我们有必要再加上各种营养（哪怕没有热量）来刺激它吗？营养对身体也是一种信息，面对过多信息，身体也需要做反应，反而不能轻松维持在断食状态。

所有的补充都是帮助度过初期的方式，可以适当采用，但不需要太依赖。一个人熟练了断食，愈来愈体会到身体自己调整和疗愈的力量，就不需要再补充多少营养补充品。即使补充，也只是帮助身体度过短期的需求，而不是断食的常态。

许多人为了健康，会喝绿拿铁或蔬果汁，由于里头含有淀粉和糖类，甚至为了口感还加入水果或发酵乳，还是会刺激胰岛素起伏，并不适合在断食期间饮用。至于椰子水、市售的盒装罐装或瓶装果

---

① 大骨汤的做法是：在加醋的冷水里加入大骨，静置30分钟后，将切好的洋葱、红萝卜、西洋芹、盐、胡椒和香料加进水里。将汤煮开后，转成小火煮24到48小时。

汁都含糖，酒类则会增加代谢的负担，在断食期间都应该保持距离。

零卡的健怡可乐虽然不含糖，但尝起来仍然是甜的。光是甜味，就会刺激大脑分泌饮食的荷尔蒙，让身体准备进食，而破坏断食的效果。这也是为什么各种人工甘味剂、糖精，对于糖尿病患者的效果并不好的原因。

断食期间难免会感到饥饿，但饥饿感是一种会消失的感受。当你感到饥饿，**大概一小时左右，饥饿感就不见了**。前面提过，**在断食前保持血糖稳定，会更容易适应断食**。

简单来说，原本的饮食愈健康，饥饿感带来的不适也愈轻微。有些人可能会头痛或抽筋，补充一些电解质会有帮助。但如果有足够的断食时间，身体进入自噬作用，就会清除体内原本的发炎反应，早晚能将更根本的问题消除。

　　|　　疗愈的饮食与断食：新时代的个人营养学

50
断食与减重

断食其实是一个减重的好方法，然而因为各种顾虑和习惯，这通常是想减重的人最不得已才会选择的方式。

稍有养生观念的朋友，提到减重自然都会想到"少吃多动"。这句话听起来很有道理，短期也有些效果，但一味地少吃多动，长期来说是无效的。

我们可能都看过身边或媒体上一些透过激烈少吃多动而减重的故事，但报导里没有提到的是：在第一年辛苦减去的体重，在减重期结束，回到原本的生活形态后，没几年就恢复了，甚至还回来得更多。

健康减重：少吃多动＋吃得饱的低糖饮食

我在前面提过，并不是每一个卡路里都是相等的。**要改变体重，并不是单纯的热量计算，而是要从体质，从身体利用能量的方式着手。**这也就是为什么我在第 12 章带着大家断糖就能看到成效。特别着重在断糖，而不是全面性地什么都少吃，我们改变的并不是热量的数字，而是身体使用能量的方式。

传统少吃多动的做法，严格讲并不是无效，但要有用的话，首先要**守住热量赤字**（也就是吃的比身体需要的热量少），并且**连同饮食的内容一起做调整**，才可能让身体的代谢转向，让内分泌稳定，而能持续达到减重的效果。

透过断糖，我们让身体**从使用糖类转为使用脂肪**，同时改变更上游，也就是胰岛素所造出的各种内分泌循环，这些内分泌的分子才是真正提示身体如何运作的指令。少吃多动，只是试着去修改下游的结果，断糖则是从运作的核心去调整。

从断糖但吃饱着手，让胰岛素不需要随时分泌，就像从进食的源头断掉了胰岛素过高对身体内分泌造成的刺激。这一方面改善前面提过的"愈吃愈容易饿"的循环，另一方面也不会因为吃得太少而刺激饥饿素。

如果一个人虽然少吃多动，但仍然在摄取糖，没有调整饮食的组成，那么尽管身体并没有吃到足够的热量，但因为胰岛素仍不断受刺激，也自然会去抑制脂肪分解的酵素，来提醒身体必须守住脂肪的储存，不能拿来作为日常燃料。

脂肪就在那里，但是动用不了。就像一个人的钱都在定存或不动产，没办法随时提领出来当作现金花用。身体从食物得不到足够能量，又不能动用脂肪的库存，当然会认定能量不够，只好启动危机反应，先将基础代谢率降下来再说。

基础代谢率下降，初期最明显的变化就是体温降低。许多减重的朋友身体会发冷，穿再多也不暖；同时身体还会继续分泌饥饿素，

　　疗愈的饮食与断食：新时代的个人营养学

提醒这个想减重的人要进食。又冷又饿，减重也就变成了和食欲艰苦的斗争。

纯粹采用少吃多动，没有调整饮食组成的人，就算初期有点成效，接下来也会愈减愈难。一旦恢复原本摄取的热量，因为基础代谢率变低了，反而更容易发胖。相对地，**断糖则是刺激身体采用其他的能量来源，例如脂肪。这让身体不会陷入真正的热量不足危机，也不会降低基础代谢率。**

透过断糖来控制血糖和胰岛素，也同时转变了能量的流向，让能量不再一味地转化成脂肪储存起来。对许多人而言，少吃多动，并搭配断糖、低糖、生酮饮食，就可以达到不错的减重效果。

断食彻底重新设定代谢和内分泌，强化减重效果

每个人代谢僵化的程度不同，有些人减重一直遇到瓶颈和反弹，在这种情况下，可以先回到断糖，甚至低糖或生酮饮食，结合 16-8 间歇性断食或隔日断食，让身体有足够的不进食时间，来重新设定代谢和内分泌。

隔日断食或其他间歇性断食，都有允许进食的时段，要记得一个重点：进食不要过量（守住热量赤字），也不要摄取糖分（停止刺激胰岛素），这样才能将断食改变代谢路径、燃烧体内脂肪的效果持续下去。

至于长时间断食，那是更彻底的重新设定。一个人熟练了间歇性断食，并且能保持血糖稳定，也没有疾病的顾虑时，接下来可以尝试更长时间的断食。

长时间断食最有趣的一点就是：它是完全没有热量的饮食法（好

处是你再也不需要计算热量），却不会影响基础代谢率，甚至还会让基础代谢率微微升高。有些专家认为这是演化过程留下来的生存机制，毕竟人在几天没有进食之后，更需要力气才能找到食物来源。

断食几天，胰岛素和血糖都会下降，但身体里的酮体、脂肪酸和正肾上腺素都会升高，这代表身体已经开始采用不同的代谢路径。**虽然没有从饮食得到热量，但身体因为懂得采用脂肪代谢路径来取得能量，自然不会陷入能量危机，也不需要修复基础代谢率。**也因为如此，断食结束后，体重不会莫名回升。

当然，和饮食有关的其他内分泌，像是饥饿素，在断食期间一开始，还是会跟着本来的进食时段而起伏。**但饥饿素的作用大概一小时左右就会消失，像潮水一样会升起也会落下。只要懂得这个原理，自然明白饥饿的感受早晚会消退，可以把握这个机会观察它的作用，**也就不那么容易受到控制。

随着断食的时间延长，饥饿素的起伏会逐渐减少。有些人清水断食进行到第二或第三天时，就发现饥饿感消失了，而头脑开始变得清楚，心情和头脑都清爽起来。

女士一般比较不耐饿，这是因为女士的饥饿素起伏比男士更强烈。从这个角度来说，长时间断食减少饥饿素的起伏，可能对女士会有更好的效果。

断食，把饮食停掉，身体的运作得到了彻底的调整，对食物习惯性的强烈需要也会消失。只要克服代谢和心理层面的障碍，透过断食减重与辛苦的少吃多动减重相比，完全是天堂和地狱的差别。严格限制热量，会让人愈减愈饿，代谢下降，一旦不限制热量很快就会复胖。断食则让人连饥饿感都消失，让人知道自己可以不受这

疗愈的饮食与断食：新时代的个人营养学

种感受控制，而代谢仍然维持稳定，只要后续保持健康饮食，减重的效果很容易就维持下去。

有些人担心断食可能造成肌肉流失，其实在短时间或间歇性断食的情况，是不需要担心的。断食期间以温和活动为主，让代谢往燃烧脂肪的方向前进，大多数需要减重的人，身上有大把脂肪等着燃烧，身体不会拿肌肉作为能量的主要来源。持续采用间歇性断食或隔日断食将体脂肪降下来，可能反而还能提高肌肉比例。至于长时间断食确实会让肌肉量减少，也还有其他需注意事项，我在接下来两章会多谈一些。

51
断食愈久愈好吗？

这是对断食好奇的朋友，自然会想问的一个问题。

首先，从健康的角度来说，平衡是很重要的。对生物而言，随时都吃饱其实并不是常态。也就是说，像现代社会这样随时可以取得食物，并不符合生理的设计。过量而失衡的饮食对我们已经造成负担，适度的饥饿反而有益健康。

整体来说，食物能够为身体带来生理运作所需要的能量和营养，但几天不吃，给身体一些空当，活化自噬作用来修复身体，也是健康所需要的。

现代人的问题是失衡，大多数时间都在吃饱的状态。有些人用餐后3小时就开始饿，随时都在找吃的，对碳水化合物过度依赖，这些征兆都是健康问题的警示，而与慢性发炎、慢性病和提早老化脱离不了关系。

然而，我还是想要提醒，一个人从调整饮食到进入断食，轻轻松松进行是最有效，也最容易的。这些生活习惯的调整不是为了达成别人眼中的目标，而是我们希望回到健康时再自然不过的选择。

断食是正常的生理状态

一般照三餐进食，如果没有吃宵夜的习惯，也不是醒来就立即用餐，大概可以维持 12 小时左右的断食状态。身体 12 小时不进食，血糖会下降，而开始动用原本储存在肝脏和肌肉里的肝糖，也会开始微微地燃烧脂肪，以产生微量的酮体。

这就是我们每个人都有的代谢灵活性，也就是身体有一种智慧，就地取材来得到能量。有糖的时候用糖，没有糖就用蛋白质、脂肪来取得能量。

但如果已经对饮食有了瘾，一起床没多久就要进食，睡前还舍不得不吃点东西，也就压缩了身体进入断食而得以燃烧脂肪的时间，更别说睡着了还得消化一肚子的食物。

理论上睡了一晚没有进食，会让人血糖降低，但大多数人早上醒来的时候并不至于完全失去力气，这是因为身体有一个"清晨效应"——在早上快要醒来时增加皮质醇分泌，刺激血糖上升，让你醒来不至于虚弱无力，可以照应生活、处理事情。

这是种生存机制，想想原始人类的情况，如果一醒来就全身瘫软，也就不可能出门觅食，而早早从地球上消失了。

我们能维持生命，仰赖的都是经过演化筛选的机制。身体的细胞就像一个个忙碌的小工厂，每天在这些小工厂进出的项目既多又杂。以身体最基本的能量分子 ATP 来说，每秒就要用掉至少 1021 个 ATP，才能维持基本的运作。

这些 ATP 都是从细胞里的粒线体制造出来的，可以说是分分秒秒都在加班赶工，只要有一两分钟的制造赶不上消耗，维持不了这个生命的运作，我们的人生，也就画上了终点。

一个物种要长期生存，是不能让这种情况轻易发生的。体内的ATP一天要补充至少上千次，身体一方面有数不清的设备确保能生产足够的ATP，另一方面还有一套内在的机制，不断去检查生产与消耗的速度。就像工厂要留意生产线是不是运作顺畅，而这个过程是一直在很强大的时间压力下进行的，没有多少出错的空间。

你可以想象，代谢的灵活性有多重要。代谢的灵活性，也就是身体重新组合、切换能量生产线的速度，决定了我们的精力和生命。

恢复代谢灵活性

很有意思的是，如果一个人断食够久，身体能量降低到一个地步，自然会唤醒自噬作用，就好像让细胞重新组装生产线，学会用其他原料（例如储存在身体里的脂肪）来产生能量。

吃饱的状态会促进同化代谢，如果我们身体里有大量的糖、蛋白质，会刺激胰岛素和mTOR，将体内的糖分推进细胞里，促进细胞生长、分裂、合成蛋白质，也让多余的糖转为脂肪来储存。

断食的状态则是刺激异化代谢，促进脂肪燃烧和自噬作用，让身体从能量的仓库和受损的零件，取得能量和新的材料。在这个状态下，身体要重新安排优先级来面对眼前的能量危机，所以mTOR会受到抑制，不再去合成新的蛋白质、制造新的细胞。这是一种生存的智慧，让身体的能量流专注往一个方向前进。

这就是我为什么要用一整本书来谈断糖和断食。透过这么简单的方法，就可以重新活化代谢的灵活性，自然让人远离代谢症候群和慢性病。

断糖可以长期进行，那么，断食是不是愈久愈好呢？

我在这里借用机器的维护和保养来比喻。为了让身体好好运作，每天使用后的日常保养是重要的，我也鼓励大家从减少一餐做起，延长每天断食、让身体进行清理的时间。可以的话，每年安排一两个时段，来做比较长时间的断食，就像让身体进厂做比较彻底的维修。

日常保养：配合作息，进行间歇性断食

如果我们采用稍微长一点时间的间歇性断食，例如18-6断食法，身体18个小时没有进食，就可以更倾向燃烧脂肪，开始在体内累积测得出来的酮体。酮体本身既可以作为能量来使用，也是一个在体内传递讯息的小分子，降低发炎、活化 DNA 修复、刺激抗氧化和解毒酵素的合成、活化自噬作用，可以说是一个抗老化、对抗环境压力的机制。

断食18小时，还能刺激生长激素和脑源性营养因子的合成，开始进行身体和脑部的修复工作。有些专家认为，正因为身体配备了这样的机制，在断食一段时间后改善脑部运作、强化脑力、让五感更敏锐，人类的老祖先才能在经过长时间的挨饿后，还有足够的脑力去设想猎食和采集策略，好取得食物存活下去。这是个很有意思的理论，现代人即使随时都有饮食可用，不需要每天设法去猎食，但这个机制仍然可以用来帮助我们预防神经退化的问题。

配合生活作息，顺着生理时钟来执行间歇性断食，是比较容易的。 18 小时的断食，只要从 16-8 断食再略做调整就很容易做到。

我建议一个人随时可以进行，一天从三餐减为两餐，再稍做安排就可以做到18-6断食；如果减为一餐，很容易就可以做到23-1断食。

关于饮食的疗愈，我要再强调一次：**不吃什么比吃什么还重要，而进食的频率降低，又远比吃多少更为关键**。只要懂得针对个人的情况来安排饮食，搭配间歇性断食，几乎感受不到任何不方便，仍然可以吃得很满足，不会挨饿，同时又得到断食带来的好处。

一个人即使已经**过重，身体有发炎症状、代谢症候群、脂肪肝**这些毛病，只要懂得用好的脂肪，不吃糖和淀粉，让血糖和胰岛素降下来，避开含有过敏原的食物，戒掉过度加工食品，吃原型食物，让自己吃好、吃饱但不要过量，同时搭配间歇性断食，持续3个月左右，就可以看到各种指数和体重的变化。

我也提过许多女士虽然没有过重的问题，但很明显因为饮食偏差，排斥脂肪或长期采用让自己过敏的饮食，而有**各种慢性疼痛、自体免疫和内分泌的失调**。如果懂得用前面谈到的原则来调整饮食，搭配间歇性断食，并在月经周期前半的滤泡期进行几次稍微长一点的断食，一样地，很快就会让身体的过敏和发炎降下来，疼痛的情况也会得到改善。

有些朋友已经**有明显的胰岛素阻抗**，或希望减重但遇到瓶颈，可以采用36或48小时断食，这样的断食执行起来也很简单。举例来说，可以设定周二、周四、周六为断食日，进行36小时断食，也可以安排周末进行48小时断食。以周二断食为例，从周一晚餐后开始，到周三早午餐重新进食，这之间大概有36小时的断食时间。周末的断食，可以从周五的晚餐后开始，直到周日晚餐重新复食，这样就有48小时的断食时间。

配合第 49 章提到的饮料或汤来补充水分和矿物质，36 或 48 小时断食可以更彻底地刺激自噬作用、酮体生成和脑源性营养因子，让身体得到清理。

很有意思的是，48 小时不进食，并不像一般人以为的会变虚弱，反而身体促进生长和清理的机制会开始高速运转。举例来说，断食 48 小时后，生长激素会升高到原本的 5 倍。和前面提到的一样，自噬作用、酮体生成和脑源性营养因子，也还在持续上升，这对我们脑部的清理、伤口的愈合都有帮助。

饥饿素会上升，这是大脑发出的讯号，一方面提醒生物要去觅食，另一方面也会刺激生长激素和脑源性营养因子。当然，受到饥饿素的刺激，自然会感到饿，但前面也提过，饥饿素的作用时间很短，大概 1 小时左右就会过去，不会让人整天都困在饥饿的感觉里。

经过 48 小时的休息，胰岛素的基准值也降了下来，而让发炎、血压、腹部脂肪和代谢症候群都得到改善。

年度维修：偶尔长时间断食，让身体重新设定

断食时间愈长，身体的清理和净化强度也会提高。但我还是要提醒，对一般人而言，18 小时、24 小时、36 小时、48 小时的断食，比较能融入生活而长期进行，也足以对长期累积的代谢压力做一个平衡。

更长时间的断食，确实能强化自噬作用的深度，让身体清除更多的废物，包括清掉一些受损、折叠错误的蛋白质。前面也提过，断食 72 小时以上，还可以活化造血组织的干细胞，刺激组织和免疫细胞的再生功能。有些专家认为，一个人在接受化疗的同时进行

断食，可以减少化疗本身带来的伤害。这种带着医疗目的的断食，我会在第 52 章多谈一些。

但坦白讲，如果一餐不吃都会在心情和生理层面造出很大的反应，那么与其计较每次断食几天、几小时，倒不如透过前面讲的 2MAD 或 OMAD，每天减少一餐或两餐来稳定进行间歇性断食，让饮食的习气、体质与代谢，进入一个新的常态，而可以长期与生活结合。如果能做到这样，做不做更长时间的断食其实都无所谓，倒不是非怎样不可。

就算是想进行长时间的断食，我也要提醒，对一般人来说，3 天以上的断食并不需要成为常态。我会建议可以一年安排一次或两次的空当来进行，最多一季一次，一次断食 3 天。让原本的惯性得到一次比较大的扭转，也让身体的代谢重新设定。

重点还是你能不能适应，能不能轻轻松松地度过，而不是把它变成一种挑战、一种考验，甚至变成压力。从健康的角度来说，压力状态并不利于身体的疗愈和修复。我但愿你能善待自己，不要随时和自己对抗，反而又抵消了断食和饮食带来的疗愈效果。

饮食对我们的制约是最重的，从出生到离开这个世界都受到制约，认定一天要吃三餐，非要这样或那样不可。就连一个人快要离开世界了，还舍不得少吃一餐，就这样把自己锁定到一个"唯物"的观念里。这是我们每一个人的处境。

我这两年带"唯识"和"没有路的路"共修，一断食就是几十天。很多人听到会觉得不可思议，甚至把它当作一种成就。但我必须坦白说，我没有去刻意想断食或不断食，没有把吃或不吃当作一回事。

疗愈的饮食与断食：新时代的个人营养学

假如身体代谢很灵活，吃什么或不吃什么，它都可以运作。一个人灵活，不被饮食和物质绑住，也就从这种非吃不可的制约中解脱了。想吃就吃，不饿时不吃，一点事都没有。这样子，日常生活和心里的负担就消失了，一个人也就变得活泼起来。

这时候，谈生命是自由的、是充满希望的，也更符合你时时刻刻所体验到的现实。

52

医疗目的断食，需要专业人士协助

断食可以造出轻微的压力，刺激身体启动自噬作用，活化抗氧化和解毒的酵素，而可能对癌症、糖尿病、发炎性肠道疾病、克隆氏症（Crohn's disease）、多发性硬化症、自体免疫疾病、阿尔茨海默病等有所帮助。断食除了第 42 章谈到的让身体汰换旧的免疫细胞，促进造血干细胞产生新的免疫细胞，也可以减轻神经髓鞘质的发炎，让神经系统得以修复再生。

不可否认，断食对身体带来的刺激，和重新设定代谢的效果，在疾病疗愈的过程中，可能是单纯用饮食达不到的。我过去才会建议一些有肿瘤和慢性病的朋友，透过蔬菜汁等方式来进行比较长时间的断食，一方面强化身体的自我疗愈和清理，另一方面也减轻化疗带来的不舒服。

西方的医学之父希波克拉底说过，"在生病的时候进食，其实是在喂养疾病。"这句话相当有道理，特别在癌症的情况更是如此。

从能量的角度来说，癌细胞的生长依赖能量效益较低的糖解作用，而比一般正常细胞更依赖饮食的葡萄糖作为能量来源。癌细胞膜上的葡萄糖受体，是一般正常细胞的至少十倍以上，正子扫描正是运用这个原理，观察葡萄糖的消耗量来帮助诊断恶性肿瘤。

癌细胞需要大量的生长因子、葡萄糖和氨基酸来运作。从内分泌来看，mTOR 是活化细胞生长和增殖的重要环节，而胰岛素是刺激蛋白质合成与细胞生长、增殖的荷尔蒙，这些机制都与癌细胞生长有关。

在这种状况下，吃愈多人愈虚弱，断食反而让人强壮。

如果我们吃大量的糖和蛋白质，就像鼓励癌细胞继续生长。而断食能帮助身体减去过多的胰岛素和 IGF-1、抑制 mTOR，将血糖降下来，可以说是把癌细胞"饿死"。身体进入脂肪燃烧阶段，所产生的酮体更是有保护正常细胞的效果，这可能是癌症患者进行断食可以改善化疗效果的原因。

已经有许多专家发现，断食能强化正常细胞的保护机制，让正常细胞能承受化疗的作用，同时让药物更精准打击癌细胞。透过断食拿掉癌细胞生长所需的糖和蛋白质，又同时给予化疗药物的打击，让癌细胞变得脆弱而死亡。

这种治疗性断食可能是清水断食，也可能是蔬菜汁断食。一般来说时间比较长，从 2 周到 4 周左右，目的是帮助身体排除生病的细胞，并刺激健康细胞的生长。

至于可以断食多久，是因个人体质而异的。**生病的人若要进行长时间的激烈断食，一定要有合格医事专业人员从旁协助指导。**在国外，有许多专业的医疗单位帮人进行长达数周的断食，来照顾重病或患有绝症的患者。

当然，一位医师要能够指导断食，他个人首先要认同断食的理念，有照顾断食的人的经验，最好自己也尝试过。这样自然能将这方面的知识与体会，和他个人的医学训练做整合。倘若不是如此，面对断食当然也会反弹。

我也想跟医疗专业的朋友表达，面对断食这个主题，最好能打开心胸先亲自做实验，体会断食对自己体质和健康的效果。历史上有那么多断食的记录和文献，难道一点道理都没有，需要我们用专业的权威和地位那么严厉地去拒绝？或许我们可以为病人的福利着想，考虑将断食作为一种治疗的选择。毕竟提供全面的医疗，是医师的责任。

治疗需要谨慎，但医学绝非一成不变。我在三四十年前和朋友谈预防医学，当时被多少人认为不重要、不科学。但几十年下来，全世界的态度早已经从忽视转向承认，一些预防医学的观念甚至已经成为主流，而出现了各式各样的学术名词来称呼它。无论被称为整合医学（integrative medicine）、整体医学（one medicine）、营养医学（nutritional medicine）、身心医学（body-mind medicine）、灵性医学（spiritual medicine）、统一医学（unified medicine），其实都是预防医学。还不到几十年的时间，一门当初不被承认的学科，从各个层面都已经显出它的重要性。

我在这本书所谈的观念，像是断食带来的自噬作用也是一样，到现在还没有得到临床专业人士足够的重视。其实自噬作用的机制已经得到两次诺贝尔生理医学奖，如果连这么重要的主题还要反对，我认为反而才是不客观、不理性。现在有这些最新的文献和最先进的科学，正是可以在临床发挥的时候透过求真的精神先用自己来验证，应用在临床时守住最根本的原则，我相信早晚都会找出对病人最合适的做法。

当然，有些状况不见得适合断食。举例来说，有些人正在营养需求很旺盛的阶段，有些人是长期营养不足正待调养，这都不适合断食。举例来说：怀孕、身体极度虚弱、过瘦、营养不足、已经有某些肾脏疾病、心脏不稳定、使用特定药物、某些癌症，都不适合接受这种带有治疗目的的长时间断食。

我要提醒有严重疾病的朋友，如果要进行长时间的断食，心态是相当重要的，**要尊重自己的身体，也要尊重断食和医疗的专业；**把这种长时间的断食当作闭关、度假，不要安排别的事，也不要从事激烈的运动。**这种断食是代谢彻底的大整顿，需要静养，也需要医师来照料。**

这样的断食由于时间长，而且有医疗目的，从各种层面来说都要谨慎而周到：断食前应该要做必要的病史回顾和身体检查，确认是否适合；断食期间需要留意各种指数的变化，原本的用药要继续使用或需要暂停，是否需要补充电解质或特定的营养素来支持，这都需要由医事人员来评估，才能妥当地照顾。

断食期间也不要接触会造出负担的物质，毕竟长时间断食本身是一个大的调整，不需要再加上额外的负荷。一般建议不要用的物质包括：烟、酒、毒品，各种喷雾式的体香或化妆品、指甲油、去光水、带香气的用品、香水等。

长时间断食，有些人会感觉到身体发冷，适当的保暖是必要的。断食期间尽量多休息，毕竟在代谢大调整的过程中，即使普通的身体活动，对代谢的刺激也可能被放大，而影响断食的效果。

懂得身体修复的道理，并且能守住健康的生活习惯的话，断食会是非常有效的工具。然而，**不要把断食当作是万灵丹，它最多是一个促进身体活化自愈力的手段**。

身体为我们承受了那么多的压力，也许是不健康的生活习惯、不合理的工作步调、难以忍受的情绪折腾。无论经过了什么，断食都带来一个全新的开始，让身体有机会完成它可以做的——净化与疗愈。

我们需要做的，也只是提供一个空间，让它发生。

　疗愈的饮食与断食：新时代的个人营养学

53
怎么结束断食？

间歇性断食的复食，通常不是什么问题，毕竟身体并没有离开原本进食的轨道太久，依照第 15 章所谈的原则吃得健康就好。无论是低糖高脂饮食、生酮饮食、原始人饮食、减敏饮食，复食时都只要保持正常的饮食量，不需要把少吃的热量在一餐里补满，适当运用热量赤字，反而更能维持断食的效果。

从我个人的看法，**一个人要接触断食，还是从间歇性断食开始，也就是一天两餐或一天一餐。光是能稳定而长期进行间歇性断食，就已经可以取得断食休息和净化的效果。**一个人熟悉了不吃和少吃的状态，也不把吃或不吃看得那么严重，对接下来要谈的复食，自然会有自己的解答。

特别是长期稳定采用 OMAD 一天一餐的朋友，身体早已经适应，而你也会知道身体的需要，根本不用过度紧张去注意怎么把饮食带回来。

当然，断食的时间长到一个程度，像是超过 36 小时，消化系统的作用自然会慢下来,包括肠胃、胰脏、肝脏的酵素分泌都往下降。从消化的负担来看,**长时间断食刚结束,实在不需要用大量的食物去压迫消化道。**

结束长时间断食时,大多数人的情况是:生理上并不饥饿,毕竟无论消化还是内分泌都适应了一段时间,能量的运用也相当稳定;感到饥饿的主要是心理,进食的习气回路被"饿"了一段时间,正等着你用进食来喂养它。这一点,坦白说,是我们自己加上的制约,从能量和生存的角度,并没有急着进食的必要。

3 ~ 5天以上的断食,复食需要比较完整的规划。急着吃东西,有些人会胀气、想吐、拉肚子或胃痛,这都是消化不良的征兆。虽然不舒服,但这些症状一般来说不会持续太久,也不至于造出什么危险。当然,我们不需要造出让自己不舒服的情况。此外,既然我们早晚都要进食,也很值得妥善安排,**把复食当作和断食一样的重要。**

事实也是如此,不光断食带来好处,复食也带来很重要的健康效果。断食可以刺激干细胞活化,而复食可以让细胞新生。**这种清理而后再生的效果,需要经过断食和复食的刺激才有,是一般饮食达不到的。**

一段时间的断食,可以刺激40%的免疫细胞进入细胞凋亡,并让造血干细胞新生;妥当的复食则提供营养,让免疫系统得以重新建立,用新细胞汰换掉老旧的细胞,也就让免疫系统得到再生。不光免疫系统会进行清理和再生,就连肝脏也会在断食时减少体积,而在复食之后再重新长出来。

尽管复食可以带来养分,帮助长时间断食的身体重建,但不要一下子就吃大量的肉和固态食品,也不要采用过度加工饮食,这反而让断食的好处打折扣，相当可惜。

长时间断食之后，复食第一顿正餐的前 1 小时，可以为身体安排一个"重开机"的小餐点，**从容易消化、不太刺激胰岛素分泌、能带来一些热量的少量饮食开始**。可以是一两茶匙的脂肪，例如 MCT 油、橄榄油、少量的牛油果，或者在咖啡或茶加一点印度酥油。这些以脂肪为主的饮食，对身体重启是一个好的起点。

先以少量的脂肪为主，让身体慢慢回到进食的轨道，不要马上用蛋白质和碳水化合物去刺激胰岛素。这时不要刺激胰岛素还有一个理由，断食了一阵子的身体，对碳水化合物的反应可能会非常强烈，而让你接下来不小心吃过量。

断食让肠道得以重整，复食时你也**可以用一些饮食来喂养肠道菌**。如果你希望清淡一些，可以用半杯水加上一点点奇亚籽或洋车前子壳。你也可以用少量发酵食品，例如小半碗泡菜、半杯无糖的酸奶，或者带一些膳食纤维的饮食，像少量的蔬菜汤、少量烫熟的软嫩蔬菜。也可用前面提过的大骨汤，把一些矿物质的营养带给肠道菌。

用少量的饮食给消化系统一个讯号，唤醒各个器官准备工作。这个暖身用的饮食重点在于分量少，只是让身体和心理做一个准备，迎接 1 小时后的正餐。并不需要在这个时候用生菜、坚果、蛋和奶类，这些食物带来的消化负担比较重，并不适合正等着被唤醒的身体。

断食让身体得到休养的空间，而复食后的正餐则让身体得到重建的材料，用一点好的蛋白质，像是适量的鱼、肉、处理过的豆类都是不错的选择。坚果和种籽虽然健康，但对于刚结束长时间断食的身体可能难以消化，也可能对代谢一下子造出太大的扰动。至于酒、蛋、奶类、纤维粗的蔬菜，反应则因人而异，有些人能耐受，有些人最好多等一段时间再开始采用。

复食的原则是：从少量、简单、不那么刺激胰岛素的饮食开始，再慢慢进入比较复杂的饮食。同时要注意的是，避免带有甜味的饮食，哪怕是不带热量的人工甘味剂，都会刺激食欲，而不小心在复食时一下子吃过量。

整体来说，长时间的断食需要妥善安排复食，建议用至少断食一半的时间来复食。举例来说，一个人如果在机构由专业人士协助断食 14 天，复食至少要用 7 天慢慢进行。

超过一定时间，例如 5 天以上的断食，由于身体的代谢转换了够长的时间，复食要特别留意。过去有些人因为战争、饥荒或疾病而长期没有进食、营养不良，恢复饮食时会出现"再喂食症候群"。这是因为复食让血中葡萄糖突然增加，胰岛素大量分泌，身体由消耗的代谢一下子转成合成的代谢，血液里原本已不多的电解质和微量元素，赶不上细胞突然增加的代谢需求，血中的钾、镁、磷、维生素 B 降到非常低，身体也会开始水肿。有些人的症状可能相当严重，像是心律不齐、肌肉麻痹；甚至致命。

原本就长期营养不良，或是服用特定药物的患者，特别容易发生再喂食症候群。这样的朋友不见得适合断食，至少在身体没有补充足够营养前不应该断食。以下是一些实例：

厌食症患者本来就可能长期营养不良；年纪大、有其他疾病、长期过瘦的人也是一样；至于酗酒或已经慢性酒精中毒的人，从酒精只能得到热量，得不到营养素。他们体内的矿物质和微量元素可能已经在很低的水平，即使没有经历断食，光是重新开始饮食，都要注意观察血液的状态和症状。

恶性营养不良的患者、长时间未进食或只吃很少饮食的人、刚剧烈减重的肥胖者、超过7天未进食的高风险患者，因肠道发炎、慢性胰脏炎、囊肿性纤维化、短肠症候群而无法正常吸收营养的人，在恢复正常饮食时更要密切注意。

有些人虽然没有长期的营养不良，但有特殊的代谢需求，这样的朋友适不适合断食，需要仔细的评估。某些癌症患者、刚动完手术的人，身体需要进入同化代谢，断食与复食的刺激对他们的修复反而是干扰。因为疾病长期服用制酸剂、利尿剂的人，本来就很容易流失电解质，在面对断食复食的刺激时，也要小心观察。

这里交代的主要是一些断食和复食在执行上的细节，而对于特例多着墨一些。长时间断食后的复食，确实需要谨慎，但并不用过度紧张。

我在前面也提过，**一个人身心健康，对整体的理解彻底，将间歇性断食当作常态，而偶尔进行比较长时间的断食，那对身心可以说是一种大休息，甚至是一种享受。**重点是心态上要轻轻松松，让副交感神经活化，身心自然容易配合。不要把断食多少小时、几天……这些目标当作多严肃的事，就算是完成不了原本预计的目标，那又如何？

重新来过就好了。本来断食是为了要休息，要对自己好，少做了一点也不是什么大事。就算遇到困难，解决了，就更没有事。至于复食，对于经过长时间断食深度清理的身体，是重新注入燃料来启动、来养活它的机会。**我们懂得采用温和的饮食，带着欢喜和感恩慢慢将胃口打开，就像陪着自己、陪着每一个细胞一同庆祝。**

这是最好的再生，最好的回春，最好的自我疗愈。

54
从身心最基本的组成，转化习气与制约

我们这一生是业力的组合，所有的疾病也自然是业力病。一般人平时都在忙碌，头脑和注意力从来没有停过，一旦休息下来，注意力回到注意的源头，前面提到的好转反应，自然是省不掉的。

断食，是对代谢做一个彻底的调整，身体的能量代谢机制和酶素如果还没接上，就会让人出现一些类似感冒的症状，像是虚弱、疲累、晕眩、头痛，或是因为代谢转换而有口臭、舌苔、皮肤长疹，也有些人会睡不好、抽筋、泻肚子、关节疼痛、情绪不稳定、心智反应变慢、呆滞、思考不清晰。

这些症状，在生酮饮食这类急剧改变代谢的饮食调整，也是相当常见的现象。有时候补充一些矿物质、盐类就会好转。我个人则是会补充微量元素，支持身心的转变。

至于会有哪些症状，当然和个人体质与健康状况有关。一般来说，我会建议一步一步慢慢来，先减去饮食里的糖，少吃一餐或两餐进行间歇性断食，让代谢恢复灵活性，再进行比较长时间的断食。

疗愈的饮食与断食：新时代的个人营养学

一个人血糖能保持稳定，比较容易度过断食的时间。

其实不只身体，在断食或饮食调整的期间，心理也会"排毒"。一些过去的创伤，甚至非常激烈的情绪都会浮出来。身体的反应是有顺序的，从上往下、由内而外一层层发生；心理层面的反应也有顺序，就好像录像倒带，从现在往过去带出一些记忆、一些发生。然而，都一样地，不要责备自己。难受时，好好照顾自己，这些反应迟早都会过去，心情也会稳定下来。

我们活在人间，没有一个人的身心是没有障碍的。一个人如果真心愿意疗愈、愿意解开、愿意放过，那么生命的能量、生命的流，自然会集中到这些障碍的点或层面上，想把它打开。

身心的制约或说防御措施，就像一道道的锁，守住许多微小的、没被注意过的发生，把心理上不舒服的经过隔离起来，先为我们维系眼前的生存，把不那么紧急的感受留到以后有余力再消化。断食与复食带来的刺激，有时会冲开这些制约，然而这都是自我疗愈、修复的机会。

一个人安定下来，做一个回转，这时过去的业力、过去的经过，也许当时并没有注意到，也自然会转出来。有时候甚至不是我们认为的这辈子，而是不知道从哪辈子来的。

特别是一个人假如很诚恳，断食期间代谢稳定后，念头自然会降下来，但有时候还会浮出一些好像不相关的记忆。可能会想起过去做过的错事，或者有过的不好的念头，而浮起很深的惭愧感。

无论浮起来的是记忆还是感受，都是一样的。如果懂得全部生命所讲的臣服或中道，不去压制它，也不用头脑的解释淹没它，只是在这个瞬间把自己的注意力送给它，就像接待一个客人。客人早晚会离开，而你还在，你只是诚恳地知道它、接待它。

2021 年，我透过"没有路的路"共修，整整 3 个月将接待、欢迎、肯定、感恩的练习一再地带出来，也就是陪伴大家用臣服、中道的心境，度过习气转变的过程，面对自己、面对大环境的变化。

一个人只要踏踏实实面对眼前的现象，甚至可以轻轻松松欢迎自己、欢迎它，透过一种淡淡的肯定和感恩来接待一切，用一种和自己最亲密的态度来进行这些功课，不知不觉也就从各种感官的感受和头脑的作用走了出来。

能够接受自己的状态，反而会让身心松下来。这种深沉的放松，只要体会过就可以明白。但回想起来也说不出什么道理，你只是知道曾经有过这件事，过去意识不到它对你的影响，而现在这影响已经结束了。

当然这过程有时候很不舒服，修为再深的人也一样要经过。密宗有一位冈波巴上师，他透过修行得到的境界已经是人间少有，然而在闭关的过程一样要经历这些。他的上师密勒日巴透过各种提醒帮助他，运用地、水、火、风的转变来进行，让过去业力的结有机会打开。

这个过程，用饮食和断食的疗愈来说，也就是**透过营养和运动来协助、弥补、辅导，帮自己度过身体最不舒服的时候**。微量元素和营养可能比运动还彻底，因为它直接进入每一个细胞、每一个分子，从身心最基本的组成进行转化。

过去，如果我遇到一个人在闭关，正在意识转变的过程，也会透过台北身心灵转化中心提供浓度比较高、无调味的微量元素，让他们大量使用。多年来，我这样帮助出家的朋友和长年修行的朋友，也为遇到人生重大关卡如疾病，而面临意识转变的朋友，争取一些时间。

有些朋友知道自己哪里感觉不对劲，采用这些微量元素，马上就能体会到被解开而放松下来。不同的微量元素会在身体各部位作用，例如神经系统、内分泌或免疫的层面，主要是为身体带来一种支持，将气脉打通。打通之后，业力就像水一样可以自由流过去，不会在身心哪一层累积阻碍，而带来反弹或好转反应。

所用的这些微量元素都是经过筛选的。这其实不是一般的微量元素，而是我个人经过 30 多年研究的积累，亲自找出一些特殊而别人想不到的有机成分来螯合。用最自然的螯合方法，让这些微量元素不被其他物质影响，可以稳定下来、单独存在，才能保有高速的螺旋场。

这里所谈的高速螺旋场或说信息场、意识场，和我们的意识是最接近的。用这些高速螺旋场的微量元素，也帮助一个人守住这种高速的状态；而速度快到无限大，一个人也就可以定。

这段时间，地球、太阳和宇宙的周期进入一个转变很快的时点。从我个人看来，微量元素有最大的稳定作用，贯通一个人的气脉，让人可以很扎实地和大地接轨，这可能是每个人最需要的。

如果他们的时间和精力允许，我会让他们到台北身心灵转化中心多接触那里的水和空间，对身心做一个重新整顿，在各个层面把心理的状态稳定下来。不这么做的话，在这个快步调，充满摩擦和对立的环境，要稳定下来非常难。当初会有身心灵转化中心，其实也是希望在地球的这种转变中，作为一种支持。

不过坦白说，身心转化是意识转化自然的结果，饮食和断食的疗愈主要还是配合个人的成熟度，勉强不来。在这里谈这些，包括谈可以有的一些支持，只是为大家先把可能的经过提出来，帮助人守住正确的心态。这些经过确实会有，但不要把它当作一种目标，认定自己应该经过什么或发生什么现象，或还想效法什么人，追上什么成就。

我希望大家快快乐乐、轻轻松松、踏踏实实从眼前的现况开始。身体有代谢的障碍，先去克服。心理有什么难关，知道了，就用前面谈的中道的心态去面对。把自己的注意交给眼前的瞬间，这个瞬间过了，就让它过去，不要再把它捡回来。

至于意识和身心的转化，时机成熟了，生命会带着我们走。如果还有一个目标、有一个进度，或认为需要费力，反而是自己造出不必要的阻碍，多走一些冤枉路而已。

55

悦性饮食，反映和谐与真实

无论断食或转化，都是对个人的习气突然踩一个刹车，让身心突然空出来，反转长期累积的惯性和毒素。

然而，生活和心态若没有做彻底的改变，那么断食也不过是一个让身体暂时喘息的手段，我们早晚还是会落回原本的习气，与习气在身心带来的后遗症。

有些朋友可能知道，印度的疗愈智慧把饮食分为"悦性"（sattvic）、"惰性"（tamasic）和"变性"（rajasic）。这三种类别，现在的人把它当作一种绝对的分类，认为某一个饮食一定是悦性、是好的，而某个饮食一定是惰性、是不好的。但它原本的意思是三种身心的状态，而饮食只是反映了这三种身心的状态，最多用来帮助做一点调整。

惰性指的是身心麻木、懒散、昏沉、缺乏活力的状态；变性则是刺激身心改变的动力，包括身体和情绪的动；悦性则是身心平衡、纯净、自在、友善、明智、清醒、真实、诚恳、勇敢的特质。

从某个角度来说，古人不像我们现在这么唯物，多少还是认为心为主，心应该走在前面，让心导引身体，带动物质的作用。

用怎样的饮食，其实是配合个人的身心状态。一个人如果很清爽、没有负担，不会过于依赖饮食，自然有一种本能采用悦性的饮食。包括喝好水，透过新鲜当令、成熟有活力、碱性、以蔬菜和脂肪为主的饮食来照顾自己。这种饮食原则，也就是我在《真原医》所谈的饮食。

他不会刻意对其他的生命、对自己造出伤害，不饿不吃，吃饭时就吃饭，七、八分饱就停下来，不会过量，也不至于用吃或不吃来虐待自己。对他而言许多饮食太沉重，不够营养，跟身心的状态配合不来，自然会避开惰性的食物。

一个人身心如果需要被带动，就会用一些变性的饮食来刺激，像是辣椒、咖啡。有些人需要让步调慢下来休息，但又不懂得透过静坐和呼吸来放松，就会依赖惰性饮食消化过程带来的昏沉，长期下来对身心也就造出负担。

其实，不光是饮食，我们怎么认知、怎么感受、怎么想、怎么表达、一举一动、生活习惯，甚至这一生怎么活，都反映了身心的状态。这本书所谈的饮食，只是其中很小的一部分，自然会和心境一致。

一个人友善，考虑周到，不被内心的执着干扰，不期待非要有哪些结果不可，就符合悦性的行为，也自然会选择悦性的饮食。如果成天为满足自我短暂的快乐而忙碌，随时被身心变动带着走，最多是反映变性的状态。一个人如果凡事不顾后果，不在意对自己和别人造出伤害，那也只是反映了身心的惰性，从另一个角度来说，已经是对生命麻木不仁的状态。

大多数人的身心都是悦性、变性、惰性比例和作用不等的组合。你可以参考悦性、变性、惰性饮食的原则来调整身心，就像我在这本书前半部分，也参考现代营养学的主要营养素分类，依照它们对内分泌刺激强度的不同，而透过断糖来帮助调整身心。这是一种疗愈的智慧，也可以说是一种个人营养学。

然而，我还是要强调，这一切的转变是心为主。一个人的心境没有改变，光是刻意去调整饮食、习惯，不能说没有效，但会格外费力。反过来，一个人从心出发，一个心境的转变，自然会带他找到相应的调整，而且是轻松不费力。

我会用彩虹来比喻意识谱，也是在谈同样的道理。一个人诚恳面对自己的现况，自然有各式各样的方法可以配合眼前身心状况来做调整。

我在这本书，透过饮食调整和断食，希望帮助大家从一个不健康的状态、不健康的习气跳出来。你也发现我还谈运动、谈压力、谈太阳的生命场，这里头都含着身心转化的钥匙——帮助你从不同的层面，透过运动、伸展、接触大自然、深而完整的呼吸、睡眠，来接受饮食所带来的加持。

过去我说"真原医"是舍利子的科学，后来也用 4 个音频将舍利子的科学这个主题展开，多少也是为现代人面对接下来的环境改变和更彻底的典范变迁做准备——从只知道物质的架构，进入意识为主的状态，再进一步进入意识与物质的大结合，而不再有任何矛盾。

习气的转变，包括这本书所谈的饮食调整和断食，也是一样的。

从只知道物质的架构谈习气转变，这是一般人最主要的理解，自然会聚焦在语言、行为和念头的内容，而去规定、去做要求，并且在语言、行为和念头的内容做文章。这种"做"并不是完全没有用，只是错把理解的范围限制在一个小得不成比例的部分，很可惜会错过重点。

但一个人只要够诚恳，早晚还是会跨过物质的门槛而点到心。

透过意识为主，也就是唯识的状态来谈习气转变，自然会明白语言、行为和念头只是形式，可以完全放过。既然如此，又怎么可能被不好的话、不好的行为和不好的念头带走，或非怎样不可？

"做"的内容或许刚好符合别人眼中的戒律或标准，但对真实的理解是完全不同。不在表面的内容着墨，只是活在心，面对眼前一个又一个小的瞬间，随时明白自己的一言一行最多是反映真实。

在这个人间，透过每一个习气的改变，从起床、运动、收拾环境、面对自己、面对他人、表达的方式、正向的眼光、对每一个起心动念的观察、说谢谢、饮食调整、细嚼慢咽、转化代谢、睡眠……也不过是不断地知道、随时知道，一切都是真实。

短暂的，没有离开过真实。

永恒的，也没有离开过真实。

心有波动，没有离开过真实。

心是平安，也还是真实。

有物质，没有离开过真实。

没有物质，也不会离开真实。

所谓的"好"，是真实。

所谓的"坏"，也还是真实。

身体，没有离开过真实。

头脑，也没有离开过。

那么，觉得可以离开的……是谁？

还有什么可能不是真实？

意识和物质没有分开过。在大大小小的范围里，一切还是和谐，是圆满，是爱，是自在。这一生点点滴滴活出来、没有活出来的，也不再带来任何矛盾、反弹、抗议和期待。

我们还能拿什么理由来委屈自己？让自己继续活得不健康、不圆满、不快乐？

结语
从最重的层面进行转化，跟上整体的转变

那么多年，终于等到了。

地球的转变速度太快，才有这个刚刚好的时点可以让我谈饮食、断食和修行。现在你所读到的这本书，能写下它，也算是为我个人多年来的经过带来一点安慰。

我没有想过有一天可以有这样的机会——没有任何保留和顾虑，面对人生和物质世界，用现在的表达方法，不踩刹车，在饮食、断食和运动的实例里，将这些观念表达出来。

我想你读到这里，大概也体会到为什么我个人感觉有必要再做一点补充。虽然许多观念当初在《真原医》已经谈过，多年来还不断透过座谈、演讲和各种公开访谈，这里补充一些，那里补充一点，但现在时机似乎终于到了，让我可以做一个彻底的整合。

说时机到了，一方面当然是考虑到读者的成熟度。有些朋友透过全部生命系列的作品和我接触已经好几年，也投入练习，时时有自己的领悟；有些国外的朋友和我接触的时间更久，他们本身有很

疗愈的饮食与断食：新时代的个人营养学

好的修行和静坐的基础。这些朋友其实都已经准备好了，可以把很多观念整合到各自的生活中。

另一方面，我还是不能不谈地球大规模、超快步调的变化。无论太阳、银河系、宇宙的运转，都让我们遇上了千万年大周期的转折点。这种宇宙级的转变，我们在物质层面能体会到的就是摩擦力——在人间造出各式各样的冲突，每一个人都没有安全感，还有各式各样的天灾、暴雨、干旱、气候异常、地震、火山爆发，甚至太阳也进入特殊的周期，更频繁地透过日冕抛射将高能量的物质喷发出来。

整体来说，宇宙频率的转变非常明显，是所有人这一生没有遇过的强度。

这种摩擦力自然会逼得我们没有第二条路，一定要从身、心、灵的层面做一个全面的转变。你可能听过许多人谈到整体的提升，认为人类从三度的世界提升到四度的时—空，再进入五度的空间。当然这所谓的四度时—空，其实只能算是三度半，毕竟时间只能往前移动，不能往后，最多只能算半度。

无论技术上怎么表达，这些关于转变，人类集体提升的说法，在各地确实一直有人带出来。但是我要坦白说，这些转变在地球老早已经发生了，只是我们肉体的密度太重，跟不上，现在才需透过饮食调整、运动和断食来谈这些转变。

经过全部生命系列所建立的理论基础，一个人投入练习和领悟，并透过各式各样疗愈的饮食、运动和断食来转变身心，我认为可以不断为身心做个净化，让我们能加快脚步配合地球的转变。

这一次比较特别的是，不是少数人才能够转变。透过宇宙带来整体而全面的变化，其实是大部分的人都会受到影响，我才会不断提到这次会是整体大规模的提升。所以，或许你可以了解，为什么我有这么强烈的急迫感，非要在个人最忙碌的时候，克服各种困难来完成这个大工程。

谈到要能配合地球的转变，首先我们一定要有正确的观念——对样样都没有偏见，对任何现象和说法不会预设立场去排斥；而是用中立性、中道面对人生的每一个角落和层面，包括饮食、运动、睡眠、呼吸、健康、修行……都不再加上一层好坏的判断。

这完全是一种臣服的心境。

虽然我也谈人类整体的提升，但这种提升，和一般人所想的不同。并不是现在的我们会上升到什么更高、更轻、更透明的境界，而是刚好相反——是意识完全投入这个身体，而透过这个身体，第一次新鲜地体会到自己。

我们一生又一生来，刚好在这个宇宙转变的时点又碰面，所为的，也不过是如此。

生命，并不是一个人去体验灵性，而是完美的灵性来体验人生。

我们要跟上这整体的转变，不是要求自己去一个虚无缥缈的哪里，或成为别的完美的什么。最多是透过这里所讲的习气转变，从最重的层面进行转化，让身心可以和意识接轨——准备这个身体，让它可以接受意识降落到每一个层面，让身体每一个细胞真正活起来。

好的饮食，包括断食、悦性饮食及我之前所谈的睡眠、运动、呼吸、静坐，都是在配合一个人的领悟，也因为如此，我在这里选择把这些观念整合，希望对你有所帮助。

　　　　　　　　　　　疗愈的饮食与断食：新时代的个人营养学

当然我在最后还是要提醒：这里所谈的饮食调整、运动和断食，其实和我在《真原医》《丰盛》《转折点》所谈的改变习气一样，轻轻松松进行就对了，不需要把它变得一件多严重的大事，非要每天很严肃、苦着脸去做不可，甚至还要求自己、要求别人去发誓。

　　我在《转折点》和《没有路的路》共修一再强调——**You do because you can, not because you need to. 你做，是因为你可以做，不是因为你需要做**。只是一个念头的转变，把非做不可的心态转成一切都好的心态，那么饮食调整、运动、断食，都是非常轻松，是身体本来就会做的事。

　　生命本来是完整的，所谓的调整其实都是你本来就可以做，很容易配合生活的节奏来进行、来完成的。如果说我们还需要再额外做点什么，那最多也只是放过它，不再用自己的想法去干涉它。

　　这一次，就看你有没有这样的信心，让生命带着走，把自己交给它。

杨定一博士《全部生命系列》中文简体版全品

长销 1600000 册 +

天才科学家中的天才
奥运冠军心灵导师耗时 10 年大爱力作

当当、京东畅销图书排行榜首
彻底优化并改写无数人的命运轨迹

2024 最新上市

    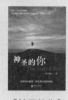

《水仙》　《我：弄错身分的个案》　《十字路口》　《插对头》　《全部的你》　《神圣的你》

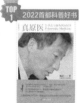 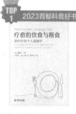

《真原医》　《疗愈的饮食与断食》　《呼吸，为了疗愈》　《静坐》　《好睡》　《丰盛》

 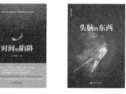   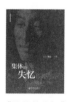

《时间的陷阱》　《头脑的东西》　《转折点》　《唯识》　《短路》　《集体的失忆》

  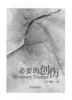   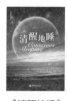

《我是谁》　《必要的创伤》　《无事生非》　《不合理的快乐》　《落在地球》　《清醒地睡》

正版优惠 扫码购书

进阶生活智慧　活出人生真实　收获生命丰盛